中川雅文

「耳の不調」が脳までダメにする

JN263115

講談社＋α《プラスアルファ》新書

プロローグ　～耳鳴りと難聴の原因は加齢ではなかった～

「年をとれば難聴に」は間違い？

２００７年６月、アメリカで驚くべき内容の論文が発表されました。「難聴は、加齢が原因で起こるのではない。ほかの要因がある」

昔から、人は年をとれば自然と耳が遠くなるものだと考えられてきました。私も病院で高齢の患者さんに難聴の原因を聞かれれば、迷わずこう答えていました。「お年のせいですね。年齢を重ねれば、仕方のないことですよ」と。

ほとんどの日本人は20歳をピークに聴力が低下していきます。自覚がない場合が多いのですが、40代、50代でも多くの人は聞こえが悪くなっているのです。75歳以上にいたっては、2人に1人は補聴器が必要なほどの難聴であるというデータもあります。

そのため今までは年をとることによる、生理的にどうしようもない現象と考えられていたわけですが、一方でアフリカのマバン族のように年をとっても聴力が衰えない種族がいるのも事実でした。日本でも75歳以上のうち４％は10代と変わらないくらい耳がいいというデータがあり、難聴は先進国特有の社会環境がもたらすものなのではないかという意見もあったのです。

確かに私も以前から気になっていることがありました。

2004年、NHKのテレビ番組『ためしてガッテン』に出演させていただいたときに、テレビ局のスタッフとともに難聴に関するいろいろな情報を集めたのですが、その頃、国立長寿医療センターが調査したデータによると、日本人で「一度は耳鳴りで悩んだ経験がある」のは約17％、そのうち「今現在、耳鳴りで悩んでいる」人は約1400万人という数字があったのです。あとで詳しくお話ししますが、耳鳴りはその80％以上が難聴に関係していると言われています。つまり、難聴の人口もこの1400万人に近い数字にのぼるだろうということになるわけです。

興味深いのは、この1400万人という数字でした。それがある一連の人口と奇妙にも重なっていたのです。それはまさに、あのアメリカの論文が言い当てていたことでした。難聴は放っておくと非常に怖い、ある病気と深い関係があったのです。

さかのぼれば20年以上前、私がまだ研修医の頃、心筋梗塞で血管のバイパス手術をする人に、とにかく難聴者が多かったのです。当時は恰幅《かっぷく》のよい社長さんのような人が心血管系の病気になっていました。低栄養でもなければ騒音とも無縁と思われる人に難聴が多いことに、なぜだろうと疑問をもったのを覚えています。手術をする前の人にも、手術をした後の人にも難聴の人が目立ち、進行する人もいました。それで、これはきっと難聴が血管や血栓の病気に関係があるからではないかと、当時のオーベン（指導してくれる先輩の医師）に「調べてみたい」と申し出たのです。

するとオーベンには、「耳鼻咽喉科とは関係がないだろうし、他科の領域まで首を突っ込むのは、あとあと面倒だからやめたほうがいいよ」と言われてしまいました。当時、難聴は年とともになるものだというのが、当然のこととして考えられていたからです。心筋梗塞や狭心症になる人のほとんどが50代、60代なので、「それは年のせいだ」と、医者も皆そう考えていた時代でした。しかし、そうやって私が現場で不思議だなぁと感じてきたことを、このアメリカの論文は証明してくれる形になったのです。

その研究はアメリカ糖尿病学会が発表した、全米の20歳から69歳の５１４０人を対象とした統計を分析した疫学上のデータですが、アメリカ全国健康・栄養調査（ＮＨＡＮＥＳ）を分析したもので、たいへん信頼性の高いものです。世界最大の医学研究所ＮＩＨ（米国立衛生研究所）の一部門ですから、世界的にも大きな注目を集めました。そこから、「糖尿病患者は2倍も難聴になりやすい」というデータが出てきたのです。

被験者に対して１９９９年から２００４年まで行った聴力テストの結果、性別、人種、民族、教育程度、経済状態、過去に騒音が大きな環境にいたか否かに関係なく、独立した因子として、糖尿病が2倍も聴力に影響していたのです。

いまでは多くの専門家が、難聴が糖尿病の合併症の一つではないかと考えるようになっています。しかも、糖尿病になると心筋梗塞や脳卒中になるリスクが2から4倍も高くなるのですから看過できません。おそらく高血糖による血管炎や、それに伴う末梢神経の障害が関与しているのでしょう。

先に述べた1400万人の話ですが、当時、メタボリック症候群が1400万人ほど、糖尿病は1440万〜1470万人ほどと言われていました。つまり、難聴の人口とぴたりと一致するのです。

そして2007年の厚生労働省の調査によれば、糖尿病が「強く疑われる」、または「可能性を否定できない」人は、推計で約2210万人。2002年の調査から590万人も増加しているそうですから、潜在的な難聴者や耳鳴りも同じくらい増加していることが考えられます。

難聴の原因は動脈硬化と騒音

2007年10月、日本でも国立長寿医療センターの先生たちが難聴に関する疫学データを発表しました。約40種類のさまざまな難聴の原因について、統計学的にどれがいちばん関係がありそうかということを調べ上げ、やはり「年齢」という時間軸と難聴にはあまり関係がないことがわかってきたのです。

では、いちばん関係がありそうな原因は何だったのでしょうか。それは「動脈硬化」と「騒音」だったのです。「動脈硬化」もやはり血管に関わります。また「騒音」は、工場などで大きな音を聞きながら毎日を過ごす人などに多く、「騒音職場」と言って、数値にすると85デシベル以上の騒音がある職場で働く人で目立った原因でした。

しかし、最近は少し様子が違ってきています。

意外に身近なところでこの騒音が問題になってきているのです。たとえば地下鉄です。時には、90デシベル以上もの騒音になる駅があります。次々と生まれる新しい路線の交錯する駅は、結果として騒音が重積され、時には騒音職場並みの状況をわれわれの日常の中に生み出してしまう。そんな状況になっているのです。

電車の中の騒音も無視できません。実は75デシベル以上の騒音になることはざらです。耳は不要な音を聞き流す機能があるので、無意識に騒音を無視して生活していますが、それでも耳の負担が少なくなるわけではありません。たとえば、ただでさえうるさい地下鉄のホームの騒音の中で、さらに大きな発車音が鳴り、それにかき消されまいと近くのスピーカーから大音量で流れる「ドアが閉まります！」のアナウンス。耳に大きな負担がかかっていることは間違いありません。

ヘッドホンで大音量の音楽を聴くのも耳のストレスになります。特に電車の中で聴いていると、普段より自然とボリュームを大きくしてしまっている方、心当たりはありませんか？電車の中はもともと騒音があって聞こえにくいのに、そこにさらに音楽を大きな音で上乗せしていませんか？　今のｉＰｏｄなどの携帯型オーディオ端末には、音が大きくなりすぎない制御装置がついていますが、昔の機種は大音量が出すぎて、耳を悪くする人も少なくありませんでした。

85デシベルの騒音を毎日8時間聞いて5年も経てば、騒音性難聴になってしまいます。その音が１３０デシベル以上だったら、30分足らずで耳は壊れてしまいます。85デシベル以下でも、長い時間その音にさらされていれば、何らかの障害が起きてきてもおかしくありません。

うつや認知症の原因にもなる難聴

耳の聞こえは目ほど気にならないせいか、すでに難聴になっていても気がつかないという方が少なくありません。また多少の不調には気づいていても、まったく聞こえないわけではないので「私は難聴じゃない！」と、それを認めずに治療を拒否する方が多いのも事実です。1400万人、今は2210万人近くいるのではないかと思われる難聴者の中で、実際に耳鳴りなどが気になって病院へ行く方は、全体の7％しかいないと言われています。

耳鳴りや難聴を放っておくとどうなるか。もちろん、先に言ったような病気が原因になっている場合も怖いのですが、もっと怖いのは難聴対策をしないことによる脳への影響です。最近の研究では、難聴によって聴神経の感覚が低下することでうつの症状が出たり、認知症につながったりするという報告も出ているのです。

たとえば家の中でも、「おばあちゃんはいつもテレビに集中しちゃって、呼んでも答えないんだから」とか、「ちゃんと話さないとわからないじゃないか！」と、いつも怒っている、そんな日常の原因が、もし難聴にあったとしたら……。そんなコミュニケーションの悪さは、人間関係にすきま風を吹かせてしまいかねません。とにかく少しでも気になることがある方は、できるだけ早くケアをすることが重要です。難聴は放っておけばおくほど、治療が困難になるということをまず肝に銘じておいてください。

一方で悲しいことに、難聴のケアに対して関心の薄い耳鼻咽喉科医が少なくないのも事実です。今まさに、大急ぎで耳の専門医「補聴器相談医」が育てられている最中ですが、まだまだその数は充分ではありません。

また、言語・聴覚・嚥下《えんげ》の障害ケアをする「言語聴覚士」は、1999年に第一回の国家試験が実施されてから、2009年6月時点で1万5696人に達しています。しかしその大半は失語症や構音障害などをケアする「言語」の分野で、「聴覚」のエキスパートはごくわずかしかいません。成人の難聴にも小児の難聴にも対処できて、耳鳴りのカウンセリングや生活指導にも対応できるよう充分トレーニングを受けた言語聴覚士は、私の勤める病院くらいにしかいないのではと思うほど、千葉県下でも聴覚のエキスパートは不足しています。

不眠や不安、そして抑うつ状態といった症状には、古来、音を使う「音楽療法」という方法が行われていました。その音楽療法も、今まさに、代替医療から独自のサイエンスへと成長しようとしています。国家資格ではありませんが、多くの優秀な音楽療法士が聴覚と音の専門家として活躍しています。臨床の現場で不足するマンパワーは、これからこのような人たちに支えられていくようになるかもしれません。

本書のテーマの一つである耳鳴りでも、この音を用いた治療は非常に効果を発揮します。詳細は後にゆずりますが、その基本は「最適な音を使って、静寂を避けること」。聞いたことがある方も多いと思いますが、「1/fゆらぎ」の音を用いることにその秘密がありま す。「1/fゆらぎ」とは、波の音や、胎児の頃聞いた母親の心音などにもあると言われ、リラクゼーション効果が期待される音です。人間が本来もっているリズムを呼び起こす、この不思議なパワーの秘密についても本書で解き明かしていきたいと思います。

現代人の多くは、いつもなんらかの耳ストレスを抱えています。難聴や耳鳴りは、そんな「体の不調を教えてくれる警告信号」だと私は考えています。早期発見、早期対策。そしてなにより予防のためのケアをしていくことこそが大切です。聞こえのトラブルを抱えたままの生活は、その方の人生をも大きく左右しかねません。しかし、どうぞご安心ください。本書ではそのしくみと対策についてわかりやすく説明していきたいと思います。この本を読んで、一人でも多くの方が耳鳴りから解放され、難聴の原因から身を守ることができればなによりです。

２００９年９月

中川雅文《なかがわまさふみ》

◉目次

第四章　ストレスに晒され続ける「耳」

第一章　「耳鳴り・難聴」と「糖尿病・血管」の関係

激震が走った2007年

耳鳴りや難聴は、血流の病気や糖尿病と深い関係があります。しかしこのことは耳鼻咽喉科医たちも2007年6月に発表されたアメリカの論文で初めて知りました。耳鼻咽喉科医は今まさに驚きあわてているところなのです。

「難聴は加齢で起こるのではない。ほかの要因がある」「糖尿病患者は2倍も難聴になりやすい」

アメリカ糖尿病学会が発表したこの論文は、アメリカ全国健康・栄養調査（NHANES）を分析したものですが、ここはアメリカでも統計データとして最も信頼されている、世界最大の医学研究所NIH（米国立衛生研究所）の一部門です。

また、それとほぼ同時期の2007年10月、「難聴は年齢にはあまり関係がなく、動脈硬化と騒音によって起こる」と発表した日本の国立長寿医療センターも、さまざまな統計をとりながら長寿について研究している、日本で最も代表的な国立の機関です。

日米でそれぞれ最も信頼の厚い2つの機関の統計データが、同時期に同じような内容の結果報告をして、まさに激震が走った2007年。実は日本の耳鼻咽喉科医全体の反応としては、冷ややかなものだったという印象が否《いな》めません。医学に限らず学問というものは、その情報が高度になるほどに、細分化・矮小化し、全体像を見失いがちになるという悪弊に陥ったかのようでした。

　現在私が勤めるような市中病院は、どこにせよ大学病院のような特殊な医療サービスを提供する設備はありません。しかし、一方で小回りが利《き》くというメリットがあり、さまざまな時代のニーズに応えたサービスをすぐに臨床に役立てていく力を秘めています。縦横無尽な横糸をつなぐ総合診療的なものは得意だったりするのです。そんな総合力のある医師・看護師・パラメディカルに恵まれていたからでしょう。私は、このニュースに素直に驚き、新しい診療のトレンドを補聴器外来や耳鳴り外来にすみやかに反映させていくことができました。

細分化していく医学の弱み

「耳鼻咽喉科は全身疾患の入り口を診る科である」という恩師、順天堂大学名誉教授・河村正三先生の言葉はいまでも私の座右《ざゆう》の銘《めい》です。一方、先ほど述べたように、21世紀に入っても医学の抱える問題はあまり変わっていません。

　医師会長として昭和の時代に君臨した武見《たけみ》太郎先生が1970年に監修した『老人医療』（ライフサイエンス社）という本があります。そこにはこんなことが書いてありました。

「人間の平均寿命は紀元前500年には16歳であったと言われている。そして2000年かかって50歳になり、最近30年で25歳延びている。〈中略〉紀元前500年のギリシャの時代には、急性伝染病がしょうけつをきわめればそれが自然に終息するまでは、手をつけることができなかった。ペストにせよコレラにせよそれは自然の終息を待つばかりであった。また、災害や飢餓などに対しても人間の知識はきわめて低かったので今日のような防衛策は考えられなかった。疾病に対する対策は医学的にはきわめて幼稚な時代であったと言わなければならない。〈中略〉最近30年間の寿命の延長は確かに革命的な様相であると言わなければならない。その理由としてあげられるのは、抗生物質の発見によって60歳以上の老人の寿命が著しく延びたことである。〈中略〉それらの事実を考えるとき自然淘汰の原則が医学との関連において改めて考察される必要を私は痛感している。〈中略〉人類の資質向上という点から考えてみて、これらは大いに反省するところであり又次の医学の方向を考えねばならない」

つまり医学が進むことはある意味、自然の摂理に反していて、本来の自然淘汰《とうた》が医学によって妨げられることは、種としてのヒトを弱くするのではないかと危惧《きぐ》されていました。しかしその後も医学研究はひたすら前に前にと進み、今では遺伝子さえ自由に操れる時代になっています。遺伝子組み換えという不自然な行為は、種としてのヒトにさらなる危機をもたらすかもと考えるとぞっとします。そんな治療よりも、自身の持つ良い遺伝子、たとえば長寿遺伝子にスイッチが入るように食習慣や運動習慣を変えていくことのほうが、ヒトの生き方としてよりポジティブだと私は考えています。

また、武見先生が１９８０年に監修した『糖尿病』（中山書店）では、以下のようなことも記述されています。

「医学がきわめて縦割りの教育であり、国家試験がまた縦割りの継承であるなどの点からみて、また同様に社会的な専門医制度の問題もまたきわめてそれに類似した形のものであるなどの事情を考えますと、人間理解にほど遠い医学の風潮が満ちていることは否定できないと思われます。しかし、臨床医として患者に接する場合、あるいは公衆衛生の問題について地域とともに人間を捉える立場に立つときは、すべての医学知識が横断的というよりは、縦横無尽に結合されなければなりません。縦横無尽と言ってもそこには学問上の結合秩序がなければならないはずです」

つまり、医学というものはそれぞれの研究が進むにつれて、時代とともにだんだんと細分化していく宿命にあるけれども、その中でも老人医学や糖尿病といったものはさまざまな要因に関係してくる、非常に横断的な学問だ、と。だからまっすぐに突き詰めて、細分化していけばいくほど、その本体が見えなくなってくる、というわけです。

本質を見るためには、今あるそれぞれの分野の知識を横糸としてつなぐ力が必要になります。そういうことができる人が医療の現場にいて、そのつながりを高めていかない限り、その本質は見えてこないのです。

米国の社会学者であるグレゴリー・ベイトソンは、「情報とは差異を生み出す差異である」と近代情報化社会の進む方向性を言い表しました。高度な情報を扱う医学は、科学同様、仮説のもとに確からしい医療を実践する学問にすぎず、仮説の確からしさを高めるために差異を生み出すことを塗り重ねる。いままさにこの指摘通りに迷宮に迷い込んでいるのかもしれません。

30～40年以上前の本の中で、すでにそんなことが危惧されていたわけですが、まさに耳鳴りや難聴もこのツボにはまっています。ずっと耳の病気と見られていた耳鳴りや難聴は、実は耳だけの問題ではなく、全身と関わりがあった。つまり、横糸をつなげていかなければ見えてこない部分がある疾患だったのです。

しかし、武見太郎先生という非常に権威のあった医者が「細分化しちゃいけないよ」と言って、われわれも当時医学生になってすぐにその本を買って読んでいたにもかかわらず、それから30年以上経った今も、実際は何も変わっていません。私が大学の縦割りのシステムのまっただ中にいたなら、たとえ気がついたとしても、横糸でつなぐことは無理だったのではないでしょうか。これから日本は、世界に先駆けて未曾有の人口減少高齢社会を経験することになります。その中で、それぞれの医者がそれぞれの専門だけに目を向けているだけでは、新しい医療のビジネスモデルを構築していくことはおぼつかないでしょう。

耳鳴りは血管のSOS

日本の国立長寿医療センターでは、実はその前の2004年にも同じようなデータを出していました。彼らのデータによれば、難聴は騒音と動脈硬化、正確には「頸動脈内膜中膜肥厚《ないまくちゅうまくひこう》(IMT)」にしか原因がないということになります。頸動脈の内膜と中膜が厚くなって動脈硬化を起こすこの病気は、「末梢動脈疾患(PAD)」の部類に入り、糖尿病をはじめ、高血圧、高脂血症などの一連の病気がこれに関係します。

国立長寿医療センターの発表があったとき、私も最初は一歩引いて「ふ〜ん、本当かな?」と見ていました。でも「こんな話があるのなら、自分のところへ来ている耳鳴りの患者さんについても同じように調べてみよう」と、糖尿病や循環器の先生に相談しながら患者さんを診ていこうと思ったのです。

血管の健康状態を知るために、通常は血管の中でいちばんデータがとりやすい頸動脈を診ることになります。頸動脈は両耳のすぐうしろで二股になっていて、ちょうど川が2つに分かれていくところと同じように、流れが乱れてゴミが溜まりやすい場所になっているのです。血管で言えば、余分な脂肪などが溜まりやすい場所になるので、ここの状態を診れば全身の血管の様子がだいたい予想できます。頸動脈内膜中膜肥厚や、動脈硬化がさらに進んで内膜の一部が盛り上がる脂カスで「プラーク」と呼ばれる状態も、ここで診断されます。

２００６年頃、私は担当した11例の耳鳴りの患者さんの頸動脈を調べました。結果、そのうちの７例が頸動脈内膜中膜肥厚として検査にひっかかってしまったのです。そして現在、データは56例集まっていますが、そこでは90％以上の患者さんに頸動脈内膜中膜肥厚を確認しています。今までは耳鳴りの患者さんに対して「難聴を予防しましょうね」と言っていたのが、これからは「血管が傷《いた》んでいるかもしれない」という話になるようなデータが、今まさに手元に出てきたわけです。

耳が原因じゃなかった耳鳴り

２００４年の論文が出る少し前、私のところにある耳鳴りの患者さんが来ました。その方は70代半ばの老紳士で、非常に耳鳴りを気にしていらっしゃいました。

そこでまず聴覚を調べてみると、年の割に非常に聴力が良く、30代の平均と同じくらい耳がいいのです。ただ、高い音の聴力だけがすとんと落ちていました。通常は年をとるごとに高い音から聞こえなくなって、それに引きずられるように低い音までだんだんと聞こえなくなっていくことが多いのですが、この方は高い音だけ聞こえないものの、それ以外の部分は若い頃のままの聴力を維持しているという、高齢者には珍しいケースでした。

高い音以外はしっかり聞こえているため、もうお仕事は引退されているということもあり、日常生活にはそれほど支障はないだろうということで、聴力に関しては「もう少し様子を見ましょう」ということになりました。

ただ、とにかくその方は「耳鳴りがひどい」と言います。そして「体はどこにも異常がない」「どこの病院へ行っても原因がわからない」と訴えるのです。それでよくよく話を聞いてみると、その方は、本などで耳のことを一生懸命調べて、いわゆる「耳の名医」と呼ばれる人のところを転々と訪ねて回っているとのことでした。

さらに問診を続けると、「異常なし」というのは自分で思い込んでいるだけで、実は定年退職以来、人間ドックや検診などは一度も受けていないとのことです。当時は老齢の方の難聴・耳鳴りはすべて「年のせい」「老化現象」と言われた時代でしたから、他の耳鼻咽喉科医も、それ以上のことは調べなかったのでしょう。

しかし私は、たまたまその方の恰幅が良かったこともあり、これはもしかしてと思い、検査の必要性を告げると、その方も「先生がそう言うなら、一度全部検査してください」ということになり、精査することになりました。すると血液検査でいきなり、高コレステロール血症が見つかりました。

生活習慣について尋ねてみると、ほとんどじっとしていて「歩いていない」。運動不足が明らかになりました。当然、コレステロール値が上がり、脂質異常症となっていたのでしょう。さらに血圧脈波検査や頸動脈超音波ドップラー検査も行いました。すると、左の頸動脈がプラークでほとんどつまって狭窄《きょうさく》していたのです。

この方は、左側がつまって、右の血管雑音が増大し、右で耳鳴りを感じていました。頸動脈ドップラーの計測音は、まさしく耳鳴りで聞こえていた〈ザーザー〉という音と同期するものでした。

そうやって悪いところが次々とわかってきたので、全身の血管もMRAで調べることになりました。すると、大動脈の狭窄まで見つかってしまいました。結局、全身至るところで血管が傷んでいたのです。この患者さんは、最終的には心臓血管外科の先生にお願いして、ステントなどの専門的治療や手術をしてもらうことになり、ようやく血管の病気が改善されたのです。

糖尿病と耳鳴り・難聴・めまい

耳鳴り・難聴と血液の関係について語るには、やはり糖尿病の話を避けて通れません。糖尿病と言うと、おそらく「血糖値が高い」ということがまずあって、目が見えにくくなったり足が悪くなったりするといったイメージがあると思います。それらはどれも、「血のめぐり」と関係しています。それは耳鳴りや難聴も同じです。そのため、耳鳴りや難聴は糖尿病の初期症状ではないかと言われているのです。

耳鼻咽喉科医は患者さんにまず、耳鳴りには「怖い耳鳴り」と「怖くない耳鳴り」があることを説明します。

「怖くない耳鳴り」の代表は、心臓や呼吸などの生体雑音。ちょっとしたストレスや疲労で耳の「聞きポイント」がずれただけで、心臓の鼓動や血液が流れる音といった自分自身から発せられる生理的な雑音に敏感に反応してしまうことで感じる耳鳴りです。耳鳴りの音がどこから発せられているのかとか、どうして普段は知覚しない音を知覚してしまうのかといった理屈がわかるだけで、多くの方は、普段意識していない心臓の鼓動や呼吸音同様に再び意識下に納めることができるので、「怖くない耳鳴り」と呼ぶのです。

一方、脳腫瘍や血管奇形あるいは内耳の障害から生じる耳鳴りは治療が必要なことも多く、またその原因となる疾患を根治させるのが難しいこともあり、「怖い耳鳴り」として説明することが多いようです。

後者の場合は、内耳の中で音を知覚する有毛細胞が抜け落ちてしまったり、血管が炎症を起こしていたり、血栓ができたりすることで耳鳴りが生じているわけですが、そういった血管の異常の原因の大半は、糖尿病や脂質異常症が背景にあります。そのまま末梢の循環障害を改善できないと早晩、耳鳴りだけでなく難聴やめまいさえ生じてきます。

ジャストレボフの開発したＴＲＴ療法が登場する１９９０年代まで、耳鳴りは耳の病気として取り扱われてきました。ＴＲＴ療法の普及によって、耳鳴りと脳の関係が議論されるようになりましたが、当時の脳生理・脳科学では、そのメカニズムを明確に説明することはできませんでした。しかし、耳鳴りと音恐怖症との類似性や、耳鳴り患者の多くに「自律神経失調症」や「うつ」が伴うことが徐々に明らかとなり、ますます耳鳴りと脳の関係はクローズアップされていきました。

そして今世紀に入り、本書でも後で紹介するメェラー教授の「脳の可塑性《かそせい》説」が登場し、耳鳴りとうつ病、そして脳との密接な関係が明らかにされたのです。私自身が勉強してきたこの二十数年、高齢化や糖尿病の増加という時代の変化の中で、耳をとりまく医学の常識は実にダイナミックに変化しています。

医療現場の現状

しかし今現在、そこまでの意識をもって耳鳴りの患者さんに接している耳鼻咽喉科医は、まだまだ少ないのが現状です。たとえば検査ひとつ取ってみても、町の耳鼻咽喉科クリニックでは、鼓膜の弾性を調べるティンパノメトリと、聴力レベル（聞き取れる最小の音の大きさ）を調べる純音聴力検査の2つくらいしか行っていないところがほとんどでしょう。

大学病院などの専門医で聴覚に力を入れているところならいざ知らず、クリニックレベルでは耳鳴りや詳しい聞き取りの検査ができるかどうかさえ怪しいですし、耳に関わる血管や血流の状態まで調べてくれるところは皆無かもしれません。

頸動脈プラークや動脈硬化度を超音波（エコー）検査で調べたり、採血検査で脂質やコレステロール、中性脂肪などを詳しく調べるためには、大きな病院へ足をはこぶより他にないのかもしれません。糖尿病と耳鳴り・難聴の関係が明らかになった今、耳鼻咽喉科医たちはどうあるべきか迷っている最中といったところでしょう。

治療の基本は生活習慣の見直し

確かに最新の医療における診断技術は進歩してきましたが、治療は昔ながらのものも少なくありません。糖尿病や高血圧といった病気の治療の基本は、医学が進んだ今でもまず「生活習慣の見直し」が原則です。耳鳴りや難聴が糖尿病や血管と関係があるとわかってきた今、耳への処方せんも、糖尿病や高血圧と同じなのです。

もちろん糖尿病の治療では補助的に、高脂血症を改善させる「クレストール」や「リバロ」などの、スタチンと総称されるコレステロールを下げる薬を処方するのですが、薬を飲んでそのときだけ血流を良くしても、その元凶である血管が傷んだままでは、根本的な快方に向かいません。「医者に数値がいいと言われているから、私は大丈夫」と言う方が少なくありません。ところが血液がきれいでも、血圧脈波検査や血管の壁についている脂の量を計測する頸動脈超音波プラーク検査を行ってみると、それを流す血管のほうはボロボロ、ということがあります。

そんな方は、たとえば食事に気をつけてコレステロールを下げる努力をしたり、適度な運動をして、血管壁をリズミカルに刺激して、弾力を取り戻していく必要があります。私はまず患者さんに、ウォーキングから始めることを提案しています。特に中高年の方には心臓に負担の少ない有酸素運動がいちばんです。一日60分を目安にウォーキングを始めることをお薦めしています。

こまめな水分補給を行いながらのウォーキングは、心臓のポンプ作用と、第二の心臓と言われる足の筋肉のポンプ作用との相乗効果で血管を適度に刺激し、血管壁本来の柔らかさの回復を促してくれます。

実際、多くの患者さんが半年のウォーキングで血管の内膜中膜肥厚を0・1ミリ以上のペースで減らしていきます。ただ、耳鳴りを訴える方の多くは、正常な厚みよりも0・5から0・7ミリくらい肥厚してから気づくのが大半です。肥厚が改善するには、ざっと見て3年くらいかかってしまうということになり、耳鳴りに伴う血管の傷害を改善するには、実に根気のいる取り組みが必要になります。それでも患者さんの経過を観察してわかったことは、毎日ウォーキングの習慣を大切にした人には、1年足らずで耳鳴りの改善を自覚される方が少なくないということです。

耳鳴りで耳鼻咽喉科に来る患者さんは、真面目で几帳面な性格の方が多いのが特徴です。ですから、気の長いこの治療にも意外に真摯に取り組んでくださる方が少なくありません。「耳鳴り解消の歩け歩け会」なんていうような集まりができれば、耳鼻咽喉科医を悩ます患者さんの数も減ってウィン・ウィンなのですが……。

一方で、狭心症のような病気になった後に耳鳴りに気がついて受診されるような患者さんは、血流にも血管にも百害あって一利なしのタバコをなかなか止められませんし、生活習慣の改善にも取り組んでくれません。少しくらいの耳ストレスにはお構いなしで、狭心症と診

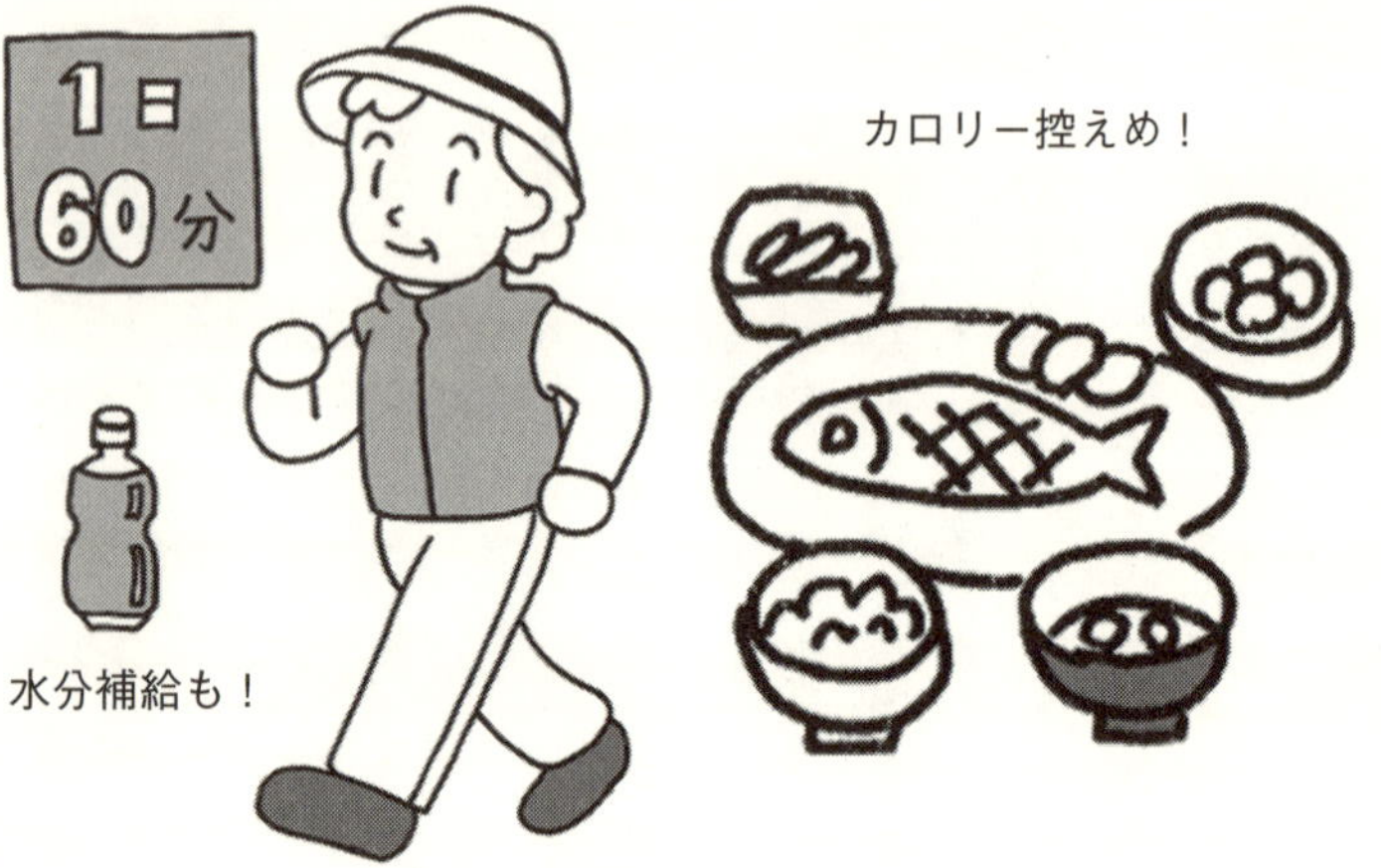

まずは「生活習慣の見直し」を

断されるまで耳鳴りを放っておいた人ですから、治療にも本当に時間がかかります。そういう意味で、耳鼻咽喉科が初めての受診で他の病気の症状はないという患者さんは、早期発見の可能性も高く、努力も報われやすいグループなのではないでしょうか。

　東京での暮らしは電車利用をメインにしている人が多く、皆さん、意外に歩いていらっしゃいます。一方、最近の地方暮らしは、都市化による車主体の生活とあいまって、運動不足の人が増えています。昔の人は、平気で4キロ5キロを歩いていたのに、今はちょっとコンビニへ行くにも車を使ってしまう人が少なくありません。そういった生活習慣が代謝や血行を悪くし、血中の脂質を高めて「酸化ストレス」を生じさせ、血管壁に障害が生じるのです。賢明な読者なら、その先に起こることが容易に想像できると思います。

耳のアンチエイジング

「酸化ストレス」とは、ひと言で言うと「体の酸化と抗酸化のバランスが崩れる」ことです。人は呼吸をして酸素を吸収するわけですが、そのうちエネルギーとして使われなかった酸素は酸化してしまいます。体は逆にそれをプラス・マイナス０にするために抗酸化の反応をするのですが、ストレスや喫煙、飲酒、紫外線などさまざまな要因によって酸化のほうが勝ってしまったとき、酸化ストレスは起こります。

酸化ストレスは血管の壁を攻撃して血管炎をひき起こし、最終的に動脈硬化をひき起こします。糖尿病はまさに、この酸化ストレスが体の細胞全体に広がっている状態なのです。血管は体の細胞に栄養を送る大切な組織なので、それが不良になれば末梢の神経にも障害が起こります。当然、耳にも障害が起こってくるわけです。

酸化ストレスによる血管炎や血行不良は、まず見た目の老化に影響します。最近の双子の研究によると、一卵性の双子で、一人はタバコを吸っていて他方は吸わなかった場合を比べると、タバコを吸う方が明らかに老け顔になることも証明され、タバコの老化促進作用は疑いない事実となっています。

タバコは酸化ストレスを高める活性酸素を最も多く発生させる有害な物質です。また酸化ストレスの原因はタバコだけではなく、脂分が多いことでも同じような状況が作られることがわかってきました。ストレスなどで血行不良になったときにも、同じことが起こると言われています。

ビタミンEやβカロチンあるいはビタミンB12のように微小血管の血流を改善する物質は、体に毒となる活性酸素を消す抗酸化作用があると言われています。ゴマ由来のビタミンEであるセサミンやEPA・DHAといった物質が、巷で注目されているのは皆さんもご存じの通りです。

サプリメントの効能と害

「年をとってもお肌はツヤツヤでいたい」という人が摂《と》るビタミンEやβカロチンは、サプリメントとして摂取するもので病院で処方されることはまずありません。一方、ビタミンB12は、しびれなどの治療薬としてもしばしば医師が処方しています。

でも、たとえばビタミンEで確実に酸化ストレスを抑制しようと思ったら、一日に800ミリグラムくらい摂取しないと効果がないとも言われています。市販のサプリメントで目安になっているのは一日だいたい60ミリグラムですから、その10倍以上飲まないと抗酸化作用は出ないと言われているわけです。

「ええ⁉　本当に？」というような量ですが、これはあくまで実験環境下の話。もし本当にそれだけ摂ったら、逆にがん化するリスクが高まるとも言われる危険な量でもあります。人間の体というのはいつもそうですが、どんなにいいものでも多すぎるとだめ、少なすぎてもだめ。人の体はいつも「ほどほど」を欲していますので、サプリメントの服用には注意が必要です。

ちなみに、美容にいいと言われるビタミンCも同じ。ビタミンCの抗酸化作用はノーベル化学賞を受賞したポーリング博士の研究成果によってわかったものですが、それを実用化・事業化し財をなしたことが仇《あだ》となり、博士はノーベル賞受賞者にもかかわらず不遇の時期がありました。その後、一念発起し、社会支援活動を通じ今度はノーベル平和賞をもらったのですが、結果として彼の評価は決して高いものとはなりませんでした。

さてこのポーリング博士、当初は、ビタミンCは一日3000ミリグラム摂ったほうがいいと提唱していました。実際、ビタミンCも確実な効果を求めるならそれくらいの量が必要かもしれませんが、大量摂取は結石の原因となってしまうこともあります。一日の目安はおよそ1000ミリグラム。特にタバコを吸う人などは、ビタミンEとCは積極的に摂ったほうがいいと言われていますが、摂取量が過剰にならないよう注意も必要です。

ただ、今市販されているサプリメントは、タバコの害を相殺するとか、しわ予防や老化予防といった、「飲めば良くなる」と言わんばかりのキャッチコピーで宣伝されていますが、少し誇張しすぎではないでしょうか。サプリメントはあくまでも補助食品でしかありません。日頃の運動習慣に優る「サプリメント」はないと私は考えています。

流れの悪いところにも脈々と血液を流すためには、やはりウォーキングです。手足がポカポカになるよう一日に60分から90分くらい歩くのをお勧めします。細い細い血管の隅々まで血液がめぐり、循環改善が皮膚や耳の老化にブレーキをかけてくれます。どんなにきれいにお化粧をしていても、「手を見ればだいたいの年齢がわかる」と言われますが、それは体の中でも指や手といった、心臓から遠く離れた細い血管の血流から先に滞りやすく傷んでいきやすいからです。

耳は皮膚の一部

ヒトは母親のお腹の中で1ミリくらいの胎芽《たいが》の状態から、だんだんと人間の形をした胎児になり、出産によってこの世に生まれてきます。その胎芽の表面の一部分が耳になっていくわけですから、発生学的に言うと、耳は皮膚と同じです。鼓膜の奥の内耳の中で音を受信している外有毛細胞も、発生学的には皮膚に限りなく似ています。つまり耳と皮膚は同じ構造であり、血液を送り出す心臓から比較的遠いところにあるわけですから、有毛細胞はトラブルの出やすい部分だと言えるのです。体の不調は耳から始まるということも可能になるわけです。

私がNHKテレビ番組『ためしてガッテン』に2回目の出演をさせていただいたとき、司会の立川志《たてかわし》の輔《すけ》師匠は、番組の最後のフリップに「耳も臓器」と書いて締めくくりました。われわれ耳鼻咽喉科医にとっては当たり前のことなのですが、患者さんの視点だと耳は耳であって、臓器だという感覚がないというのです。高齢化社会でより長い人生を生きることとなった今、耳も血液によって栄養が送られている、体の中の一つの器管だという意識をもって、皆さんもどうか耳を大切にしてほしいと思います。

命とひきかえの聴力

最後に糖尿病に関して、もう一つ気をつけなければならないことがあります。糖尿病によって起こる腎臓機能の低下です。糖尿病で腎臓が悪くなると、毒を排出する機能も低下してしまうのです。われわれは何かあるごとにいろいろな薬を飲んでいますが、その中でも、たとえばアミノグリコシド系の抗生物質などは、耳に対する毒性が非常に高いことがわかっています。

もともと、抗生物質は悪い菌を除菌・殺菌するためのものですが、攻撃しなくて良い部分まで攻撃してしまうこともあります。こういった「副作用」は、健康体なら腎臓の排泄作用で抑えられるものですが、糖尿病で腎臓が弱っていると、毒を排泄できず体に溜《た》まってしまいます。つまり耳に毒性のある薬は、糖尿病の人の場合、特にその副作用が出やすいということになります。

もちろん今はそういった毒性の強い薬剤を使うことは少なくなっていますし、副作用を少なくする工夫も行われています。昔のように「いい抗生物質ができた！」ということで、実際に使って病気が治ったと思っても、今度は「耳が聞こえなくなった！」というようなお粗末なことは本当に少なくなりました。しかし、ここへきて今まで大丈夫だと言われていた抗生物質でも、「耳を悪くする毒」になってしまう恐れが高まっています。糖尿病患者の増加と長寿・高齢化によるわれわれの機能的変化が、「今までは大丈夫だったから」という常識を覆《くつがえ》し始めているからです。

死因の半分を占めるがん。その治療で用いられる抗がん剤にも、耳に毒性を示す薬が少なくありません。抗がん剤による有毛細胞への攻撃は激しく、その変化は不可逆的で、一度障害が生じると元に戻ることはまれです。それでも抗がん剤による難聴がこれまで問題にならなかったのは、それが「命とひきかえ」の話だったからです。抗がん剤の効果が高まり生存率が高まるのと同時に、抗がん剤の耳毒性による難聴患者も増加することでしょう。これらに対する有効な治療の手だては少なく、耳鼻咽喉科医はまた新しい課題に直面しています。

最新の情報によると、炭酸飲料に使われている人工のコーンシロップに多く含まれるフルクトース（果糖）が、糖尿病に与える悪影響もわかってきました。砂糖はフルクトースとグルコース（ブドウ糖）でできていますが、糖尿病患者にとってフルクトースは、グルコースの300倍も毒性があるというデータが出ているのです。しかも日本人は世界的に見ても、そのフルクトースの消費量が非常に多いのだそうです。日本人に糖尿病患者が多いのは遺伝的なものだと考えられてきましたが、そうではなく、もしかしたらこのフルクトースが原因かもしれません。

何度も言いますが、健康的な生活習慣は耳にとってとても大切です。運動不足の解消はもちろん、人工的で不自然になった食生活についても、われわれはもう一度考え直さなければいけない時期にきていると言っていいでしょう。

第二章　耳と脳——言葉や音が伝わる仕組み

わずかな振動から音を感知する耳

今日、誰かとあいさつを交わしましたか？　「おはよう」「こんにちは」と人が言葉を交わすとき、声は空気を振動させ、粗密波《そみつは》として聞き手の鼓膜を振動させます。そのときの鼓膜の振幅はわずか数十ナノメートル。1ナノメートルは10億分の1メートルです。人はそのわずかな振動から「音」という波動を峻別《しゅんべつ》し、言葉という情報に仕立て上げます。

次のページにある「耳の構造」の図をごらんください。空気を伝わっていく「音」という振動は、耳に入るとまず「外耳道《がいじどう》」と呼ばれる道を通ります。その長さは耳の入り口から2センチほどです。耳の外ではそれぞれ好き勝手にいろいろな方向に向かう音の粗密波は、外耳道というトンネルでまずその方向が整えられます。そして、終着点である「鼓膜」に達したときには、ピストン運動のような縦波になります。

鼓膜は直径10ミリ、厚さ0・1ミリほどの膜で、中心が奥にへこんだコーン状、つまり円すいの形をしています。普段皆さんが音楽を聴くときに使うスピーカーと全く逆の仕組みです。スピーカーの場合、コーンの奥に音の信号を電気で流すコイルがついていて、そこに電気で振動を起こして外に向かって音を出しています。耳はその逆で、空気の振動が電気的な信号に置きかえられているとイメージするとわかりやすいでしょう。

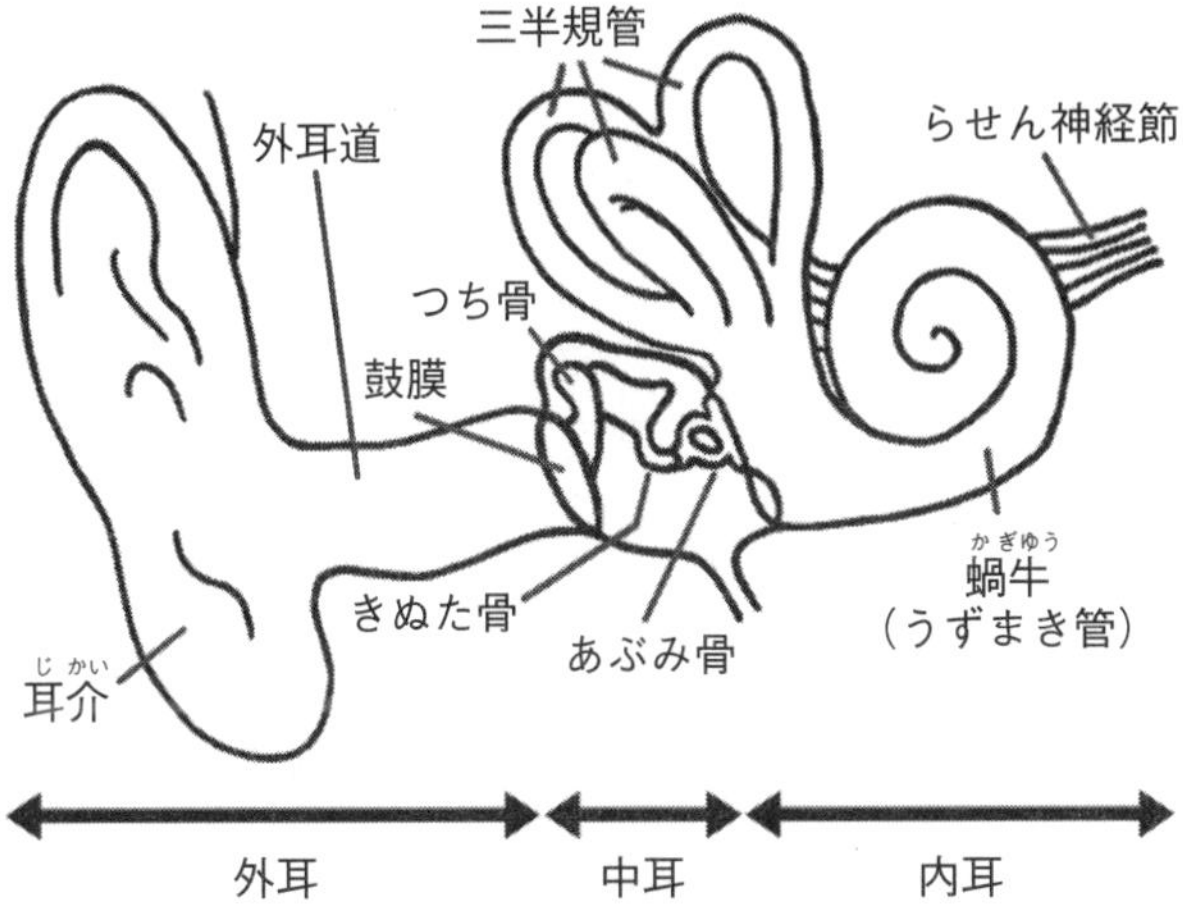

耳の構造

鼓膜に伝わった音は、まず鼓膜につながっている中耳の「耳小骨《じしょうこつ》」を振動させます。耳小骨は3つの骨、つまり、鼓膜に付着している「つち骨《こつ》」、内耳の主要構造物である蝸牛《かぎゅう》(うずまき管)を刺激する「あぶみ骨《こつ》」、そしてその間をつなぐ「きぬた骨《こつ》」から構成されます。

耳小骨と鼓膜のテコの原理による音の増幅機能で、入力された音は鼓膜と耳小骨の面積比で約27デシベル増幅されます。20デシベルの増幅は、約10倍に値します。私はテコの原理だけでここまで増幅できる精緻《せいち》な機械を他に見たことがありません。人が生まれもっている体の仕組みにはただ感心するばかりです。

デシベルとは「dB」と書き、物理的な変化量の「大きさ」を示す単位です。数値が大きいほど大きな音であることを表し、聴力の場合、０デシベルは健康な聴力の被験者が聞き取れる最小値として示されます。また音の高低はヘルツという単位で示されます。「Hz」と書きますが光や振動、波などもこのヘルツで表現されます。時間軸上を遷移《せんい》する波動ということを、できるだけわかりやすく単純化して表現しているのがこのヘルツという単位です。

音のピッチが高ければ高いほど、ヘルツも大きな数値になります。しかし、デシベルもヘルツもある瞬間、ある時点での変化を捉え表現しているものでしかなく、時間的に遷移する変化、「リズム特性」を表現するものではありません。現代の物理学をもってしても、この音のリズム特性をうまく表すことのできる単位というものは存在していません。それでも「正規化信号」とか「ランダム信号」とかいったおおざっぱな区分けをする工夫はなされています。後述する「１／ｆゆらぎ」も、そういったリズム特性の一つとなります。

逆に、耳に入ってきた音が大き過ぎた場合、あぶみ骨についているあぶみ骨筋《こっきん》と呼ばれる筋肉がブレーキをかけてくれます。あぶみ骨は顔面神経の支配下にある伸筋《しんきん》で、一定以上の大きさの音が入らないように、ブレーキをかけてくれます。

これはコンピュータ制御された車のアクティブ・サスペンションが、でこぼこの道でも、乗り心地を良くしてくれるのと同じ仕組みです。もしこのあぶみ骨筋の調子が悪くなれば、音割れがしたり、響いてしまったり、音がうるさいと感じたりと、さまざまな不快な症状が生じてしまいます。

耳小骨を伝わった振動は、蝸牛に連なっていきます。蝸牛はその名の通り、かたつむりのような形をしていて、その内部はリンパ液と呼ばれるゼリー状の液体で満たされています。音はこの液体に伝わり、その中にある2種類の「有毛《ゆうもう》細胞」を刺激します。

蝸牛の内側には、約1万2000個の「外有毛《がいゆうもう》細胞」が3列に、約3500個の「内有毛《ないゆうもう》細胞」が1列に、きれいに並んでいて、それぞれの有毛細胞には数十本の毛が生えています。

リンパ液に伝わった音の波動で有毛細胞の毛が刺激され、有毛細胞自身がダンスをするように動き始めます。これは外有毛細胞の中にある「モータータンパク（プレスチン）」というタンパク質が作動することで生じます。モータータンパクは、音の波動の中でも、ピークの部分をもっと激しく揺らし、その周囲は逆に抑制することで、複雑な音色の成分を単純化し抽出していきます。

有毛細胞による増幅と抑制によって、音にはメリハリがついていきます。つまり音のコーディング（符号化）がなされます。この時、わずかな音は最大でおよそ60デシベル増幅されます。結果、音は1000倍近く大きくなっていることになります。

外有毛細胞によってメリハリをつけられた振動に呼応するように内有毛細胞が反応し、小さな電気信号が発生します。その信号が聴神経（らせん神経節）に伝わり、脳に達することで、私たちは音を聞きとっています。音の振動は生体の中で、駅伝のタスキのように伝わっていくのです。もしもこのメンバーの誰かがダウンして、大事なタスキを渡せなかったら……。このように耳は、非常にデリケートで複雑な構造をもって音を伝えているのです。

有毛細胞の不思議

ここで一つ不思議なことが起きています。先ほど出てきた有毛細胞の数は、合わせて約1万5500個ということになりますが、そのうちの5％は、いったい何をしているのかわかっていないのです。また人は、少なくとも2万2000ヘルツというとてつもなく高い周波数の音まで識別する力があるのに、それに対応するほどの数の有毛細胞が存在しているわけではないのです。つまり有毛細胞は、一対一対応でひとつひとつの音色を脳に伝えているわけではないのです。

少し古い資料になりますが、『耳と声』というフランスの耳鼻咽喉科医・トマティスの本にも、この5％について、「今のところ医学的にその役割はまったくわかっていない」と書いてあります。この5％は医学の進んだ今でも解明されていないのです。トマティスは、この5％が音楽を楽しむために重要な役割を果たしていると考えていたようです。実際、前章で「耳は皮膚の一部」という話をしましたが、この5％が皮膚と同じように振動を感じたり温度や痛みを感じたりする固有感覚の名残ではないかと考える研究者は少なくありません。

音声言語によるコミュニケーションを取ることのできないようなレベルの難聴者であっても、エブリン・グレニーのようなプロのパーカッション奏者がいます。私も、先ほどの5％がリズムなどを捉える振動覚と関係が深いのではないかと考えています。そうでなければ、全聾の音楽家が活躍できるなどということはないように思えるからです。

音は内耳の中で巧みに「コード」を読み取られ、パルス・コーディングされて脳に伝えられています。たとえば最もシンプルな「純音《じゅんおん》」と呼ばれる音がありますが、有毛細胞がこの純音を知覚するときには、その音のコードは少なくとも3つの信号が脳に伝わっていきます。純音というのは、よく聴覚の検査でヘッドホンをして、「音がしたらボタンを押してください」というときの、〈ピー〉とか〈プー〉とかいうあの音です。テレビやラジオの時報で〈ポッ、ポッ、ポッ、ポーン……〉と鳴るあの音もそうです。実は、こういった音は複雑音に溢れた自然界に存在しないのですが、その純音を有毛細胞が認識するときにも1つの信号ではなく、最低でも3つの信号にコーディングして脳に伝えています。

たとえば、1キロヘルツの周波数をもつ純音が耳に入ったとき、蝸牛の中では1・2キロヘルツと1キロヘルツと800ヘルツを受ける3つの部分の有毛細胞がそれぞれ振動します。もしその3つのうちの1つが壊れて動かなくなっていれば、音は歪んで聞こえることになります。音が聞こえたらボタンを押すという純音聴力検査で「聞こえる」と反応できたとしても、本当に聞かせた音色の通りに脳が反応してくれているかは疑問なのです。

さらに私たちの周りには、実に多くの複雑なコードで処理される音が溢れています。日本語で言えば、たとえば「あ」「い」「う」などの語音。これらはそれぞれ、複数の周波数の音のハーモニーによって構成されています。普段日常で聞いている環境音も、それぞれにすべて違う組み合わせの周波数で構成されています。有毛細胞では、その周波数それぞれをまた違うコードによって認識しているので、そのコーディングの種類は無限にあります。

体の中で最速の「ダンス細胞」

有毛細胞は、別名「ダンス細胞」と呼ばれています。日本では第一人者である東北大学の和田仁《ひろし》先生が最初にこの表現を使い始めたように記憶しています。私自身も大変わかりやすい表現だと思い、この呼び名を使っています。

そもそも有毛細胞がダンスしているのがわかってきたのは、1978年頃行われたロンドン大学耳鼻咽喉科のデビット・ケンプの研究によるところが大きいようです。

まずケンプは、耳に音を聞かせると、耳の奥からこだまのようにエコー音が返ってくるという現象を見つけました。そして「その音はなぜ出ているのか？」という研究を行い、有毛細胞が音を聞いた後も、しばらく動き続けているのだという考えにたどり着いたのです。これは「ＯＡＥ」、日本語では「耳音響放射《じおんきょう》」と呼ばれているものです。

たとえば、耳の中に〈カチッ〉という音の刺激がひとつ入ると、まずその音刺激によって有毛細胞が振動し、カチッという音が終わった後も、10ミリセカンドくらいの間、有毛細胞はダンスを続けます。ちなみに1ミリセカンドは１０００分の1秒ですから、本当にあっという間の出来事です。

それまで、蝸牛の中での音の処理は、蝸牛の中にある有毛細胞がピアノの鍵盤のようにひとつひとつの音色に対応して、高い音は手前、低い音は奥のほうというように、反応していると考えられていました。

音が入ると、しばらく有毛細胞がダンスを続けます。すると、連続した2つの音が入った場合、２つ目の音に有毛細胞が反応できない、そんな瞬間がほんのわずかですが存在していることもわかりました。音に対するこの不応期の存在ゆえに、われわれはＭＰ3やＭＤといった、原音をかなり圧縮している音であっても音楽として楽しむことができています。

そのような生理現象が本格的に解明され始めたのは、１９８６年頃のことです。第一回耳

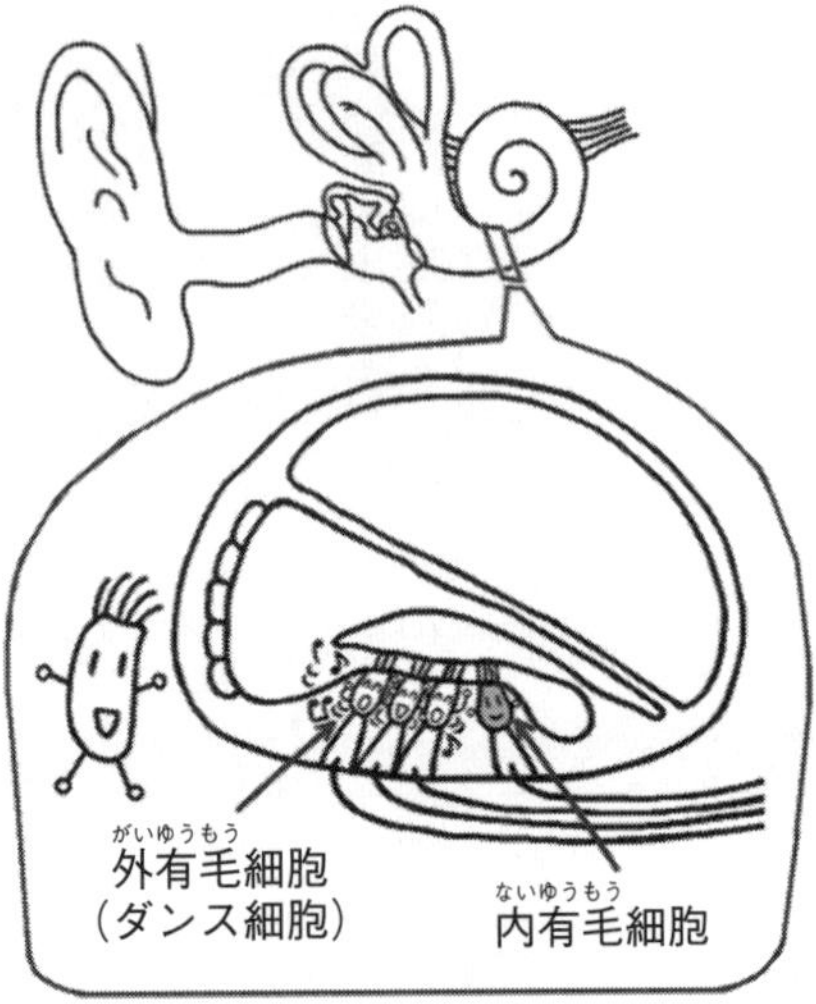

ダンスする「有毛細胞」

音響放射学会。開催地はイタリア・ローマ。私も担当教授の鞄《かばん》持ちとして観光気分で参加したことを覚えています。当時はなぜ有毛細胞がダンスできるのか、その理由はわかっていませんでした。

その後、今世紀に入り、この有毛細胞を動かしているのが有毛細胞内のタンパク質であることが突き止められました。研究していた先生たちが電子顕微鏡で有毛細胞がピョコピョコ、ピョコピョコ振動する様《さま》を見て、「まるでダンスをしているようだ」と表現したわけですが、その速さが半端ではありません。モータータンパクにスイッチが入れば、有毛細胞は1秒間に最高2万回まで振動する力があるということがわかっています。これは人間の体の中でも最速です。

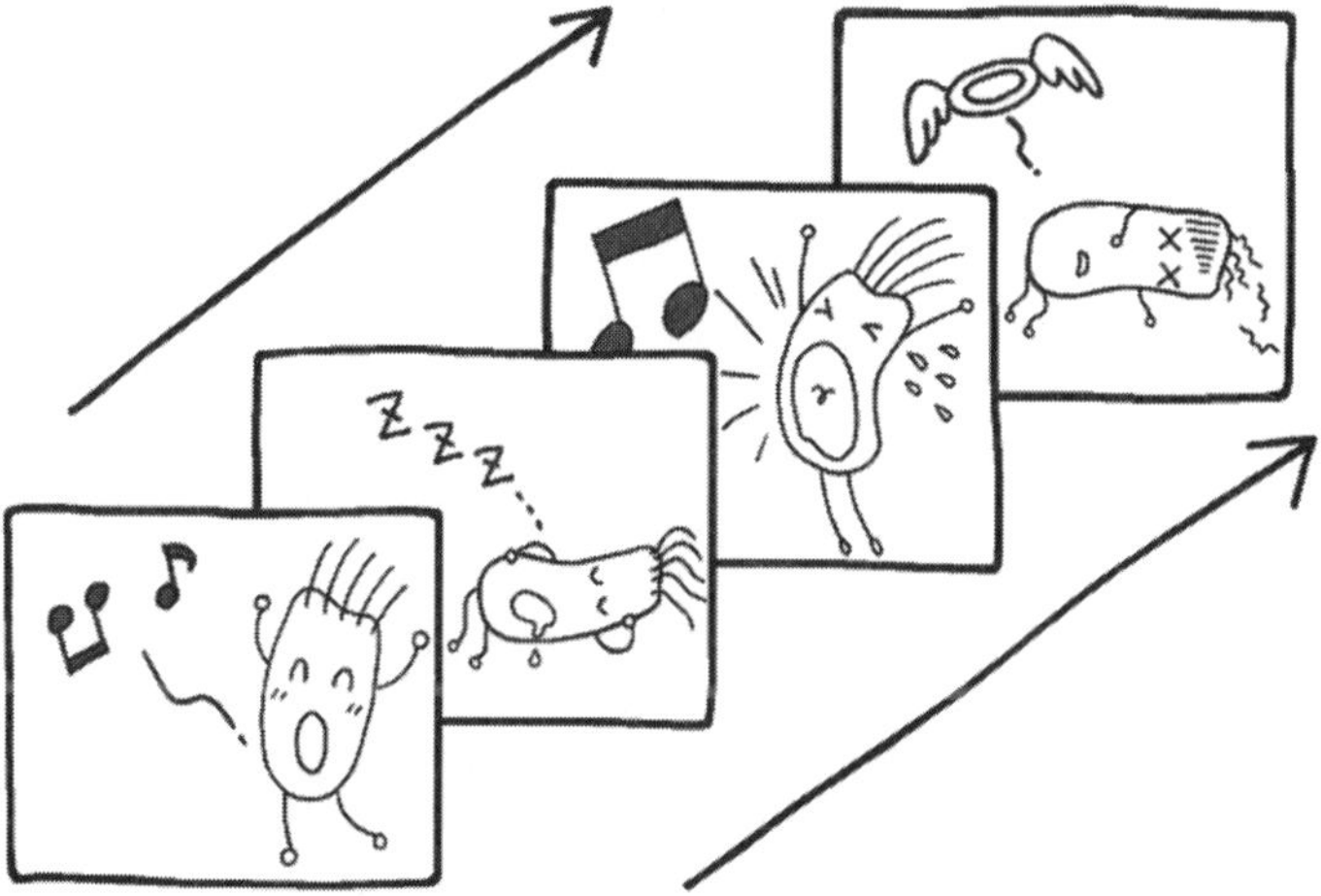

「有毛細胞」はとってもナイーブ

それだけ速い反応で音の振動を読み取り、コーディングという取捨選択をして脳へと情報を送っている有毛細胞は、体の中でもっとも代謝の激しい部位と言うこともできるでしょう。不快でうるさい音を聞き続けたり、血の巡りの悪くなるような状態が続いたりすれば、有毛細胞は容易に壊れてしまいます。激しいゆえにナイーブでもあるのが有毛細胞なのです。

脳が言葉を理解するまで

もう一度おさらいしてみましょう。耳から入った音の振動は外耳道を通って鼓膜に伝わり、耳小骨から蝸牛へ。蝸牛の中でリンパ液に浸かって漂う有毛細胞が、その振動を電気信号に変え、それが聴神経から脳へ伝わる。

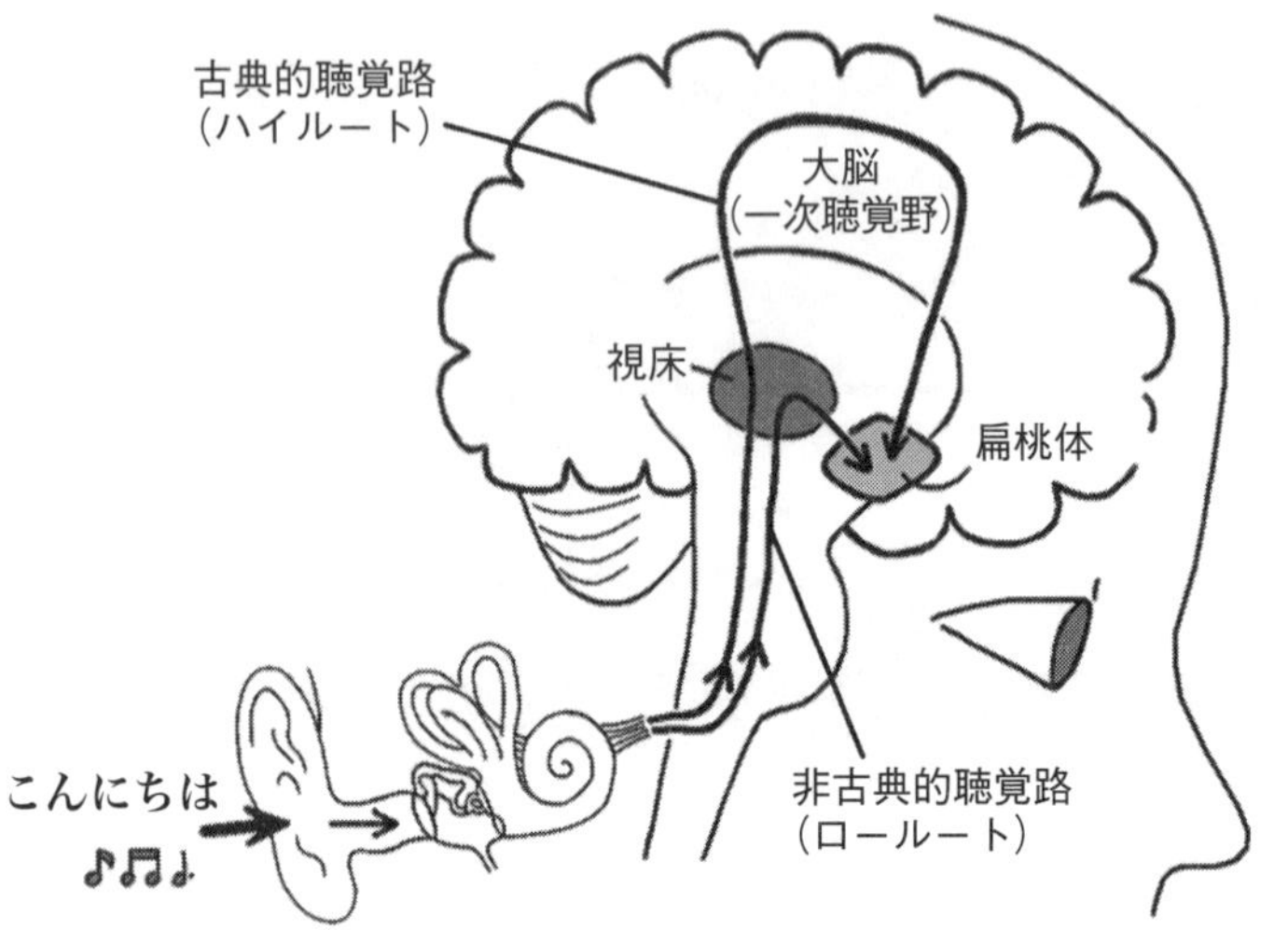

脳内の聴覚伝達の流れ

さて、上にある「脳内の聴覚伝達の流れ」の図を見てください。有毛細胞から送られた信号は、脳の中の「視床《ししょう》」にまずたどり着きます。視床は聴覚だけでなく、視覚や皮膚の体性感覚など、すべての感覚情報が通る場所です。ここから「一次聴覚野《ちょうかくや》」へ行き、さらに人の情緒に関係する「扁桃体《へんとうたい》」や、記憶に関係する「海馬《かいば》」へとその情報は送られます。「前頭前皮質《ぜんとうぜんひしつ》」や「連合皮質」でさらに情報は洗練され、最終的に言語中枢である「言語野《げんごや》」、つまり「二次感覚野」に到達します。この一連の流れは「古典的聴覚路《ちょうかくろ》」と呼ばれています。

人だけに備わっている言語認知に必要な高度な機能をもつ回路の存在は、生理学者の間でも古くから知られていたため、「古典的」

と呼ばれるのです。それに対して、人の聴覚情報がこれとは違う経路を通ることも明らかになってきました。古典的聴覚路は言語を意味的に解釈する経路ですが、非言語的な情動的な反応を処理する経路は「非古典的聴覚路」と呼ばれて、ヒト以外の霊長類はこちらがメインになっています。

非古典的聴覚路は、音の情報が視床から一次聴覚野を通らずに直接扁桃体に伝わる経路で、直感的に嫌な音とかうれしい音とかいった、「情意的な判断」をする経路と言うことができます。実は、われわれも加齢にともない、聞き取りの力の低下が進むと、その感覚入力不足が原因で、このルートが過剰に作動することがわかってきました。

耳が聞こえにくくなる原因は、人が音を知覚するまでの長い神経の道のりの中のいずれの部分の障害でも生じることが考えられますが、そこに共通している問題は、最終的な到達点である脳への刺激の減少をもたらしてしまうことです。感覚入力の不足が、扁桃体に本来的でない刺激を及ぼし、一次聴覚野を介さない視床と扁桃体のタッグが、われわれの体に重大な問題をもたらします。

視床と扁桃体は解剖学的に近接していて、しかもその神経線維は絶縁されていないむき出しの電線のような構造をしています。脳は常に刺激を求めニューロン（神経細胞）からシナプスという突起を伸ばし、新しい情報を獲得しようとしているわけですが、感覚入力が不足して方向性を失ってしまうと、ニューロンは無軌道に触手を伸ばし、お互いが不適切にダイレクトにつながってしまうのです。扁桃体は情緒をつかさどる部分です。一次聴覚野で整理整頓されて入ってくるべき信号が、脈絡のない「得体の知れない」信号として扁桃体へダイレクトに入ってしまうと、理性ではなく感情でしかその音に対して反応することができなくなります。難聴でなくても、不眠やストレスなどによって扁桃体のバランスが悪くなると、疼痛《とうつう》やしびれ、腹部の違和感など、原因のはっきりしない症状が出てくることもあります。

耳と脳による音の取捨選択

ここで脳の神経の構造についてもお話ししておきましょう。人の体のほとんどの神経は、「神経鞘《しょう》」と呼ばれる鞘《さや》の中に入っています。常にその中だけでネットワークを伸ばし、どこかで他の神経と交わることはありません。

しかし、脳の場合はその鞘がありません。これにはメリットとデメリットがあります。メリットは、学習を繰り返せば繰り返すほど脳の中ではその情報に関係する部分の神経が相互につながっていき、回線が太くなり、強く敏速なネットワークになること。これは「髄鞘《ずいしょう》化《か》」とも呼ばれています。髄鞘化は1歳半くらいをピークに鈍化しますが、高齢者でもまだまだ学習や繰り返しによって髄鞘化の効果が穏やかながら期待できると考えられています。

脳神経の回路のこのような効率化によって、われわれはあらゆる局面での巧緻性《こうちせい》を高めることができています。

デメリットはその逆で、使わないと退化するということです。脳には「使いますか？　それともそれを失いますか？」という公理が、いつもつきまとっているのです。勉強や努力を止めたとき、好奇心を失ったとき、その人の脳は「ダメになってしまう」のです。

体の外にはさまざまな音が存在しています。周波数で言うと、人の耳に聞こえるのは20ヘルツから2万ヘルツくらいまで。人間の耳に聞こえない超音波とは、一般的には2万ヘルツ以上のものを言います。

この聞こえる範囲の周波数の音だけでもそこに膨大な種類の音色があります。もしそれらの音が全部、何の優先順位もなしに同じように耳の中に入ってきたら、頭の中はパンクしてしまいます。人が話している言葉も子どもが走る音も、車が動く音も風がびゅうびゅう吹く音も、自分の血管を血液が流れている音も……それらすべてにいちいち反応していたら、人はパニックに陥ってしまうでしょう。

実際に人が会話に使う周波数は、２５０ヘルツから６０００ヘルツと言われています。しかも言語ごとにそのメインとなる周波数が異なります。日本語の場合は１５００ヘルツにウエイトをおいて言葉を理解しているようです。英語は２５００～３５００ヘルツといわれているので、日本語脳とか英語脳といったふうに、脳は母語に特化した神経回路の髄鞘化をしていると言えるでしょう。自分の母語が一番よく理解できるように髄鞘化されていることは、一方で、日本人には聞き取りづらい発音があることを意味しています。

海外旅行などへ行くと、外国語を話す人が多くて周りがどんなにざわざわしていても、その音は意外と気にならずに日本人同士の仲間との会話を楽しめるのに、他の日本人グループに出くわしたりすると、日本語だけが遠くからでもこちらの耳に飛び込んできて、せっかくの海外旅行気分も壊されてムード台無し！　そんな経験はありませんか？　それは耳と脳が音の取捨選択をしているからなのです。

脳の97％は記憶のゴミ箱

英単語を何度も何度も繰り返し声に出して読みながら一生懸命に暗記した経験が、皆さんにもあるのではないでしょうか。繰り返し同じ音を聞いて学習することによって、記憶の神経回路は太くなり、より俊敏に反応できる回路にとアップデートされます。しかし、大学入試に受かって一安心して、嫌いな英単語帳を開くこともなくなると、あっという間に記憶の引き出しにつながる神経回路は細く遅くなってしまい、瞬時に思い出すことは難しくなります。

記憶そのものは多くの場合、脳の中のどこかにずっとプールされています。われわれの言う健忘《けんぼう》というのは、記憶がなくなってしまうことではなく、記憶を引き出すための神経回路が弱ってしまっている状態を指します。日頃から使っている情報はすぐに出てくるけれども、使っていない情報はなかなか出てこない。実は、脳の中にはすぐに思い出せない記憶が膨大に記録されているのです。

すぐに思い出せないというのはどんな状態か。パソコンにたとえて言うと、ゴミ箱に入れてしまった状況、あるいはディレクトリ情報が壊れた状態と同じです。けっして記憶のオリジナル情報が、脳内から完全消去されることはないと思ってもよいでしょう。

つまり、一度その音や言語を覚えてしまえば、電気ショックや、ＰＴＳＤ（心的外傷後ストレス障害）になるようなひどいトラウマでも受けない限り、脳の中には記憶として情報が残ります。ある種の匂いの刺激によって、それまでずっと忘れていた遠い記憶がフラッシュバックしてきたなんて経験をした人もいると思います。

多くの記憶は言語的に符号化されたディレクトリが作成され、それを脳という大容量ハードディスクが管理しています。言語はパソコンのＯＳのようなものだと理解していただければわかりやすいかもしれません。よく「脳の97％は使われていない」と言われますが、そうではなく、「97％の情報には効率的な神経回路が出来上がっていない」と言い換えるべきではないでしょうか。

われわれが日々さまざまな経験をすればするほど、脳にはたくさんの音の情報が蓄積されていきます。ただ、よく言われるように、脳は若ければ若いほど吸収する力があります。年をとってからの記憶は難しい、その事実は否めません。

たとえばどんなに健康な耳で生まれても、森の中でオオカミに育てられてオオカミ少女になってしまったら、その子どもはオオカミ語しか話せませんし、オオカミ語をベースにしたうえで人としての言語を学習することはもっと困難でしょう。

先天性の難聴の子どもは、人工内耳手術を受けるのが早期であるほど、言葉の習得や健聴児へのキャッチアップの成績がいいという事実がそれを証明しています。成人になってからの難聴者にも同様のことが当てはまります。このことについては後の章で詳しくお話しします。

骨導から始まる耳の発達

赤ちゃんは、生まれる前からお母さんのお腹の中で音を聞いています。しかし、羊水の中に浸かっているため、空気を伝わる「気導《きどう》」ではなく、音の振動が頭蓋骨を介《かい》して内耳へ伝わっていく「骨導《こつどう》」で聞くことになります。プールに潜ったときに聞こえる、〈ウォ〜ン〉

という音を想像するとわかりやすいと思います。プールに入っているときは、耳の穴に空気が入っているので〈ゴボゴボ〉とした音が混じりますが、お腹の中の赤ちゃんは150ヘルツくらいまでの低い音と、3500ヘルツ以上の高い音の2種類を聞いていると言われています。

お腹の中は胎児にとっては様々な雑音が溢れています。お母さんの声、お母さんの心拍音や呼吸音、そして時には不意な工事現場の騒音など、静かな状態とは言えません。お母さんの心拍音は胎児にとって、車のアイドリング音のようなものです。お腹の中ですからはっきりと言葉が聞こえるわけではありませんが、赤ちゃんはお父さんやお母さんが話しかける、その声の抑揚、リズムを学んでいきます。

生まれてくると、今度は気導音中心の世界に変わります。20ヘルツから2万ヘルツまでのとても広がりのある音の世界へと変わります。耳介《じかい》や外耳道の構造から、赤ちゃんの耳は3500ヘルツくらいを中心とした音に対してもっとも敏感となります。

言語の周波数も250ヘルツから6000ヘルツですから、われわれは構造的に聞き取りやすい音色を言語として活用しています。まずは言語の獲得の基本となる母音や子音といったパーツ作りから始まります。これは「音韻《おんいん》カテゴリー」とも呼ばれるもので、言語ごとに少しずつ異なっています。日本語は単純に50音分の50個あることになりますが、実際には人それぞれで40から60くらいとばらつきがあるようです。

音韻カテゴリーは、生まれて3ヵ月から6ヵ月くらいまでの間で固まってきます。その期間に、母語に必要なパーツが完成します。日本人の場合はまず、「あ」「い」「う」……といった日本語に必要な単音から覚えます。様々な環境音下に、あるいは様々な話者といったバリエーションの中で単音を何度も耳にしながら、それぞれが微妙に違っても、だいたい同じといったニュアンスでの理解、つまり冗長性《じょうちょうせい》をもって認識できるような耳が出来上がります。

冗長性は母語認識のための最大の武器ですが、一方でこの冗長性ゆえに、われわれ日本人は［R］と［L］の区別などが苦手になってしまっているのです。

また単語や文を覚えていくとき、そこには別なファクターも関係しています。たとえば「こんにちは！」を、その抑揚だけで「んんんん！」と言っても、なんとなくあいさつのイメージは伝わりますよね。正しい音が伝わっていなくても、感情の込め方ひとつでいろいろな意味が含まれてくるということは、皆さんも経験があるのではないでしょうか。

韻律や抑揚、アクセントを、自然言語とかコミュニケーション言語に位置づけ、学習言語や書記言語とは区別する考え方があります。実はお腹の中にいるときから、韻律・抑揚・アクセントといった言葉のリズムを学んでいるからこそ、生まれてからもスムーズに母音や子音といった音韻情報をそこに当てはめ、どんどん言葉を獲得していくことができるのです。そう考えると、経験的に生まれてきたのであろう胎教の教えに、いまさらながら感服してしまいます。

失敗ではなかった人工内耳手術

昔、東京医大の船坂宗太郎先生の講演で、こんな話を聞いたことがあります。船坂先生はろう者を聞こえるようにする手術、人工内耳手術の日本の権威です。その先生が、こんな失敗談（？）を披露してくださいました。

難聴の程度は音の強弱を表す「デシベル（dB）」で分類されていますが、正常な耳の人の平均聴覚レベルはだいたい25デシベル以下まで聞こえるとされ、「軽度難聴」と診断されるのは26〜40デシベル、「軽中度難聴」で41〜55デシベル、「中高度難聴」で56〜70デシベル、「高度難聴」で71〜90デシベル、ほとんど聞こえないろう者は「重度難聴」とされ、聞こえる範囲が91デシベル以上の人を言います。それぞれの細かい症状、判断基準については、次のページの表を参考にしてください。

話を戻しますが、船坂先生が高齢の患者さんに手術をなさったときのお話です。その人は生まれたときからのろう者ではなく、後天的に聞こえなくなった高度難聴の方でした。補聴

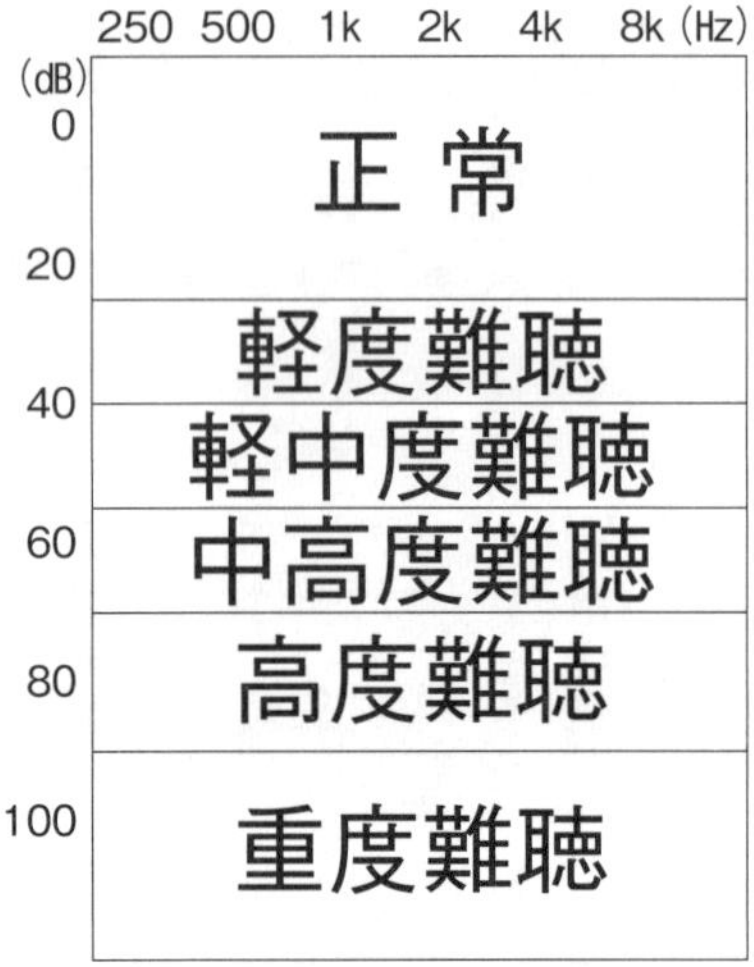

聴力レベルと難聴の程度

器をつけても聞き取りが困難となり、いよいよ人工内耳手術を受けることになったわけです。手術は問題なく終わり、すべては順調と思われました。

一般的に、人工内耳手術後の傷も落ち着いた頃に、「音入れ」を行います。患者さんが、人工内耳を通して音を聞く最初のイベントです。その音入れで先の患者さんは、確かに刺激には反応するのに、まったく言葉を理解することができなかったそうです。

手術は間違いなく行われたし、マッピングも問題なし。すべてうまくいっているのに、その人は「聴こえない」のです。退院の日も近づき、「手術は失敗だったのか……」と、心配していた矢先、見舞いに来た娘さんがベッドサイドで泣いている姿を見た先生は、

「手術の失敗を嘆いているのだろう」と心苦しい思いでした。

しかし実は、そうではありませんでした。こちらを見て、娘さんは「ありがとうございます！　全部、通じます!!」とお礼を言うのです。そんなわけはないと思って近づいたら、お二人は伊予《いよ》（愛媛）弁でうれしそうに会話していたのです。

今とは違う昔の話ですから、それこそお年寄りや地方の方は、自分の方言を大切にしていましたし、東京の言葉はわからなかったのではないでしょうか。わかったとしてもうまく標準語をしゃべれない、そんな人が少なくなかった時代です。田舎から手術のために上京されたおばあちゃんは、医師に「聞こえますか？」と言われても、テレビの人が喋るような言葉には瞬時に対応することさえままならなかったのでしょう。

相手に伝わる言葉の力、そのパワーの源であるイントネーションや抑揚の大切さをわかっていただけましたでしょうか。

目と耳で覚える日本語

われわれは実は、胎児の時からお腹の中で、抑揚を学び始めています。そして生まれてきた後、気導ではっきりと音が聞こえるようになると、さらに急速に人の発する言葉を吸収していきます。

言語情報は最初、脳の中の「ウェルニッケ野《や》（感覚性言語野）」にプールされていきます。それがおよそ3000語くらいまでプールされたとき、「ブローカ野（運動性言語野）」にスイッチが入り、人は突然言葉を発し始めるのです。「赤ちゃんにはたくさん話しかけてあげたほうがいい」と言われるのは、こういった理由があるからです。この言葉があふれるタイミングが、だいたい18ヵ月目くらいからと言われています。3歳頃までに6000語以上の言葉のプールができ上がっていれば、その後はスムーズに言葉の成長が促されます。単語を覚え、その順番をパターン認識する。そうして正しい文法が獲得され、文章として話せるようになるのは6歳頃です。

ただこのとき、われわれは耳だけで言葉を学んでいるわけではありません。人は聴覚だけでなく、視覚も動員して言葉を覚えると言われています。生まれて目が見えるようになったときから、視覚と聴覚はフル稼動して言葉を学びます。声を出す口の形を見て、そこから発音に必要な口の動きを学習しているのです。

NHKの番組で行った実験でも、視覚認知の大切さを証明することができました。それは、モニターに映っている女性がなんと言っているのかを、ゲストの出演者が当てるというものでした。実はこの映像には仕掛けがあって、映像自体は女性が「ばばばーば」と言っているものなのですが、それにつける音声は「だだだーだ」と言っているものだったのです。

実験の結果、ゲストだった円広志《まどかひろし》さんや山瀬まみさんには、最初は「ばばばーば」と聞こえていましたが、その映像の女性の口を隠したとたんに「だだだーだ」と聞こえてきたのです。スタジオの皆さんがとても驚かれたのは、いまでも鮮明に覚えています。

これは「マガーク効果」と呼ばれる現象です。ヒトには音声を聞くとき、音声だけでなく、口の動きといった視覚情報も利用してしまう性質があります。特に「ば」「だ」「が」は聴覚より視覚が優位になりやすいため、映像と音声をミスマッチさせると、視覚情報に引っ張られて正しく聞き取れなくなるのです。この現象は欧米人でより顕著に現れ、日本人は欧米人ほどはエラーしないとも言われています。母語のもつ音韻体系の微妙な周波数分布の違いなどが、その原因のひとつであると考えられています。

胎児の時には暗いお腹の中にいますから、視覚は活用できません。また、生まれたばかりの赤ちゃんも、その視野・視力は限定されています。生まれてすぐの時は、実は数十センチの範囲しかよく見えないのです。極端なことを言うと、赤ちゃんには抱っこしてくれる人の顔しか見えてないのです。しかし、おっぱいを飲むときや抱っこされているときにお母さんの顔がしっかり見えることは、言葉を学習するうえでとても好都合なのです。

動物には、生理的な反射として「動くものを見る」という習性が備わっています。たとえば人と話をしているときでも、その人の頭のうしろで誰かがふざけて手をひらひらさせたりしたら、ついそっちを見てしまいます。

もうひとつ、「音のするほうを見る」という習性もあります。たとえば〈バンッ!〉と何かわからない音がしたら、ぱっとそちらを見てしまいますよね? 音のするほうを見ると、「ああ、風でドアが閉まっただけか」と、そこで聴覚情報と視覚情報が関連付けられて認識する、つまり、感覚情報の統合が起こることで、その現象に意味が生まれ、脳に記憶として刻まれていきます。もちろん、その統合された現象に意味がないと脳が判断すれば、不必要な情報として脳の隅に追いやられることになるのです。

胎児の時とは全く違う音に溢れた世界の中で、赤ちゃんは音に驚きながら、その音がどこから発せられているかを一生懸命に確認します。生後数ヵ月の感覚器の脳内ネットワークが一気に仕上がるその時期に、お母さんの声と口の動きから、母語の基本となる母音や子音というパーツや母語固有の言葉のリズムを身につけていくのです。

そういった意味で、言葉の教室の先生たちは、最近の若いお母さんの振る舞いに懸念を抱いているようです。赤ちゃんを抱っこしながら携帯で長電話することで、赤ちゃんの言葉の学習が阻害されているのではないかと言うのです。

赤ちゃんは生理的な反応として、音のするほうを見ます。赤ちゃんはいつも、お母さんからの働きかけを期待しています。お母さんの声が聞こえ、お母さんの顔のほうへ注意を向けても、そこに携帯電話で自分と全然関係のない話をしている顔しかなかったらどうでしょう。赤ちゃんにとって意味のない情報を、抱っこしながらお母さんが無責任に発信する。そして「この声は無視していいんだ」と学習し、親の話を無視できる子が育つのではと心配されているのです。

注意障害や多動といった子どもたちの行動障害は、近年その問題がクローズアップされていますが、テレビや携帯といった便利な道具が、ヒトが本来自然に獲得した聴覚コミュニケーション能力の発達に悪影響を及ぼしているのかもしれません。教育関係者の心配は、あながち的外れではなさそうに思います。

難聴者にやさしかった江戸時代

人と人とのつながりと言語の関係については、こんな話もあります。

人の会話はそれぞれの国の言語で交わされますが、言語はそれぞれに固有の音の高さ・低さの範囲、つまり「音域」をもっています。単位は「ヘルツ」です。日本語は世界の中でも比較的低い音域で語音が構成されていますが、英語などはわりと高めの音域の言語で、「ｔｈ」や「ｓｈ」などは、その中でも特に高い音域に入ります。つまり、幼い頃からそういった音域の音をあまり聞いてこなかったわれわれ日本人にとっては、区別が難しい音なのです。またこれは、高い音から聞き取りにくくなる一般的な難聴者にとっても、苦労する部分だと言えます。

年齢と難聴は関係がないことは冒頭で説明しましたが、生活習慣や騒音にさらされるなどして、年を重ねるごとに耳が聞こえにくくなる方が多いのは事実です。そして大半の方は年齢が進んでくるにつれて、最初は正常だったのが、だんだんと高い音域から聞き取る力が落ちていきます。サ行とハ行などが聞こえにくくなり、タ行やカ行の音と間違えやすくなっていきます。いわゆる「異聴」と呼ばれる現象が起こりやすくなってくるのです。

また、「ひ」や「し」といった高めの音を区別する力も弱ってきます。

そして、もしかすると、「ひ」と「し」があいまいな江戸っ子言葉は難聴の影響があったのではないか、という私の持論があります。

江戸時代は３００年もの長い間、天下泰平の世が続いた歴史的にも貴重な時代です。戦争もなく、平和な分だけ寿命も延びて、信長の「人生50年」と言われた時代よりも、もっと長寿になっていたと言われています。実際、60歳以上の人も多かったようです。補聴器のない時代ですから、きっと難聴者も多かったと思います。現在、人口減少高齢社会が問題となっていますが、当時も江戸に限って言えば、その状態がすでにあったことは多くの資料で明らかになっています。高齢者の多い、つまり難聴者の多いコミュニティーに何が必要だったか？　「『ひ』と『し』の違いに寛容な江戸っ子言葉」は高齢社会の生み出した工夫だったのではないでしょうか……。あくまで私の持論ですが……。

バラバラの声を理解する仕組み

人が聞こえる音について、これまでいろいろな話をしてきましたが、単位としては「デシベル」と「ヘルツ」が出てきました。一般的に「軽度難聴」「高度難聴」など、難聴の度合いを測る基準値としては、音の強弱を表すデシベルを使用しています。一方で、音の高さ、つまりヘルツで表せる部分で、「高い音が聞こえない」「言葉を聞き間違える」といったことがあるのも事実です。

今はデジタルの時代で、非常に進歩した補聴器が数々出ていますが、昔は、補聴器はただ音を大きくすることしかできませんでした。しかし人によっては、有毛細胞のどこを傷めているか、どこに難聴の原因があるかで、単に小さい音が聞こえないというのではなく、「高い音が聞き取りづらい」「音が割れてしまう」など、それぞれに症状は違っています。

人はだいたい250ヘルツから8000ヘルツの音域で、30デシベルから60デシベルくらいの大きさの声を発することができるのです。ここで少し不思議に思った方もいるかもしれません。それぞれの言葉は日本語なら日本語と、同じくくりのようではありますが、人によって声の高い人もいれば低い人もいます。同じ「こんにちは」という言葉でも、ある人は高い音域で、ある人は低い音域で声に出しているそうです。では、それらがなぜ、同じ言葉だとわれわれは認識できるのでしょうか。

音の情報は、耳から入って内耳の有毛細胞で電気信号に変えられ、脳の聴覚神経で視床を経て一次聴覚野を通っていきますが、音の情報は脳に到達したとき、すでに相似性だけで識別できるような情報に変換されています。ですから外国人の「コン・イッチワッ」も、体育会系の学生さんの「ん！　ちわー」も、なんとなく「こんにちは」を意味していると理解できるのです。そのため、いろんな人がバラバラの声で言っても、同じように理解できます。

人が言葉として理解できる音域をグラフにすると、ちょうどバナナ型のようなだ円になることから、これを「スピーチバナナ」（177ページ図参照）と呼びます。人の発する音声はどんなバリエーションでも、このスピーチバナナの範囲から出るほどの差はありません。相似性のある音は同じものだと理解するように、一次聴覚野のところで情報を圧縮し、情報をパターン化して脳内で処理しているのです。そこで新しいパターンと認知した場合は、頻度の高いものから優先し、海馬を通じて記憶していきます。

第三章　誤解だらけの「耳鳴りと難聴」

第一歩は理解すること

前章では、そもそも耳はどのように音を知覚しているかということについてお話ししました。この本を手に取られた方がいちばん気になっているのは、耳鳴りについてだと思いますが、耳鳴りについて説明する上で、前章の内容はとても大切です。ぜひ頭の片隅に残しておいてください。

耳鳴りに対して、世の中には実に多くの不確かな情報が飛び交っています。ある耳鼻咽喉科医は、すべて「心の病気」として済ませてしまいますし、ある先生は、「原因がわからないからあきらめなさい」と言います。私が臨床研修医だった頃は、「耳鳴りが治せたらノーベル賞ものだよ」と言われました。患者さんにはそう説明して帰しなさい、と教わったものです。

私も「薬でも飲んでみますか」と、効果も定かでない薬を、無責任に2年も3年も処方し続けたことがありました。薬が効いているようには見えませんでしたが、患者さんは薬をもらうこと自体が心のよりどころになっていたりするので、ついつい正面から話を聞くというより、毒にはならないが薬にもならないような処方でお茶を濁していた時期があったことは、私自身も反省しています。

最新の研究で、耳鳴りや難聴と糖尿病との関係がクローズアップされてきています。前章で述べたように、複雑なしくみをもった聴覚のことですから、もちろんそのほかにも多種多様な原因が複雑に絡《から》み合っていることでしょう。とはいえ、糖尿病は血管炎をもたらす病気で、腎臓や網膜を傷める怖い病気でもあるわけで、そのメカニズムから考えれば、確かに耳鳴りや難聴の原因となっても不思議ではありません。そして、国民病とも言える糖尿病と耳鳴りや難聴が関係ありそうだということになると、看過することはできないのです。

「ああ、そういうことが原因だったのか」とわかった上で、そうならないための対処を自分で実行していくことはとても大切です。ウォーキングを始めたり、こまめに水を飲むことを心がけるようになって耳鳴りが緩和された人もいます。原因となっていた心のしこりを解消できるよう環境を変える努力をしたことで、耳鳴りが快方に向かう方もいました。

私もたくさんの患者さんを診てきましたが、その中で大切だと感じていることがあります。それは、「自分の耳鳴りを理解する」という意識と、それを解決するために必要な努力を継続する意欲です。意欲があり、意識の高い患者さんは、耳鳴りや難聴の原因やそのメカニズムを理解することができると、不思議と正面から自身でこの問題に取り組んでくれます。そのような人のほうが、実際耳鳴りが快方に向かうことが多いように見受けられます。

耳鳴り・難聴には「ケア」が大切

耳鳴りの大半は、難聴が原因になっていることも報告されています。難聴は今のところ、薬で治せるものではありません。難聴の種類にもよりますが、まずは予防すること。もしなってしまったら、それよりも進行させないこと。そして難聴がかなり進行している方に対しては、聞こえないまま放っておくことで生じるリスク（難聴が進むかあるいは学習障害をきたす）を回避するために、積極的に補聴器を活用することをお勧めします。

「補聴器をつけましょう」と勧めると、まるでがんの宣告を受けたかのようにショックを受ける患者さんは少なくありません。心の痛みも伴いやすい耳鳴りや難聴に関しての診療は、その意味で基本的に「cure（治療）」よりも「care（ケア）」の要素が強いと、私は考えています。薬を出せばぱっと治るという種類の病気ではないので、患者と医師が協力しながら、信頼関係をもって克服していかなければなりません。

しかし残念なことに、一般の耳鼻咽喉科の先生は、日々の処置診療に忙殺され、ケア主体の治りにくい病気と真摯に取り組む余裕がありません。

また最近は、問題のある患者さんも増えてきました。それはある年代を中心に、「耳鳴りをピタリと止めてほしい」「薬で治してほしい」という方が増えたことです。そういう「絶対！」を求めてくる患者さんに「治す病気ではなく、対処していく病気です」といくら説明しても、なかなかわかっていただけません。医者のほうが根負けし、無責任に「とりあえず」と、それほどの効き目もない薬を出してしまうと、患者さんは特効薬を求めて「前の医者の薬では効かなかった。もっと効く薬はないのか」と不毛なドクターショッピングを始めてしまいます。

繰り返しになりますが、耳鳴りは、ご自身で取り組んでもらう要素が一番大きいのであって、他力本願では良い結果は得られません。そして何よりも、そのような行動そのものが医療費の無駄遣いだと思います。

よくあるのが、「原因がわからない」と言うと、「こんなに医学が進んだ時代なのにわからないと言われるなんて、なにか恐ろしい病気なのではないか」と過剰に心配してしまう患者さんです。「検査をしても何も出なかったんですよ」と言ってあげれば安心するのかもしれませんが、そういう患者さんはますます負のスパイラルにはいってしまい、自身で病気を複雑化させてしまう傾向があります。

耳鳴り・難聴の治療は医師にとっても、とても骨の折れる診療行為です。もちろん患者さんにとっても、耳鳴りを治すために生活面から見直していかなければならないわけですから、精神的にも肉体的にも苦労する部分が少なくありません。ですからまずは今、体の中で起こっていることを理解して、自分はどのタイプの耳鳴り・難聴なのかを知ることが、克服への第一歩だと思ってください。そこに解決の糸口はきっと見つかるはずです。

「耳鳴り」とは？

日本人の約17％が、一度は耳鳴りで悩んだことがあると言われています。ここで少し、「耳鳴り」についておさらいしてみましょう。

ヒトは、外界に存在する様々な情報を五感で受け止めています。20ヘルツ以下の低周波は振動として皮膚感覚で、20ヘルツから2万ヘルツまでの周波数は音として聴覚で、そして、もっとずっと高い周波数は光や色としてそれぞれの感覚センサーで感じ取り、その情報を脳に伝えています。さらにヒトの感覚センサーは波動と呼ばれる時間軸上のリズム変化を、快不快といった情意情報に置き換えたり、言語を使って意味のある情報として定義し、それらの感覚情報に優先順位をつけます。音そのものが単独に存在しても、それが他の感覚情報と統合され、意味づけがなされなければ、そこには何の意味も価値もないのです。

バイク好きの人にとって、排気音には価値や意味がありますが、排気マフラーのブランドや音色に関心のない人にとっては、ただの騒音でしかありませんし、その音がすぐに過ぎ去るものなら良いのですが、いつ終わるともしれず続くときには、落ち着いて眠りにつくこともままなりません。また、「カサッ、カサッ」と暗い部屋で得体のしれない音がしたときなども、たとえ小さな音であっても、その音がどこから発せられたものであるかがわからないと、妙に不安で落ち着かないものです。

普段私たちが自身の体から発せられるはずの心音や呼吸音を意識することは、まずありません。しかし、風邪を引けばゼイゼイという呼吸音を聞き取り、ジェットコースターを降りた直後は、高まっている鼓動に気がつきます。そして普段、安静にしているときでも、心拍や呼吸の音は聴診器で簡単に聞き取ることができます。どうやら安静時の心音や呼吸音はわれわれが脳の力で意識下に追いやっているだけのようなのです。家族の不幸をきっかけに自分への関心が高まったり、周りが静寂すぎることで生理的な心音や呼吸音や血管雑音が聞こえてくることもありますし、動脈硬化や高血圧がきっかけで聞き取れるようになることもあるでしょう。

ひとたび意識がそこに向かい、耳鳴りを病気として捉えるようになってしまうと、どんなに小さな変化でもヒトの持つ選択的注意が働いて、いとも容易に知覚される状況を作ってしまいます。その音の原因がなんであるかがわからないほど心配は強くなり、ますますその小さな音への感度を高めてしまう。そういったことの繰り返し、悪循環が耳鳴りを慢性化させているのだと言われています。

もちろん、耳鳴りの多くは難聴を伴っていますから、そういった内耳の有毛細胞の誤作動によって発せられるエラー信号も無視できない存在です。しかし、難聴があっても耳鳴りを感じない、気にならない方はたくさんいますし、聴神経を切断しても、かえって耳鳴りがひどくなる場合があります。それは有毛細胞のエラー信号だけでは説明がつきません。慢性化する理由には別のメカニズムが影響しているようです。

怖い耳鳴り

耳鳴りには、「自覚的耳鳴《じめい》」と「他覚的耳鳴」の2種類があります。「自覚的耳鳴」とは耳鳴りの原因となる音源の所在がわからない、つまり原因不明のものを言い、「他覚的耳鳴」とは、脈動や呼吸音など生体の雑音を耳鳴りとして知覚している状態を言います。

「動静《どうじょうみゃく》 脈奇形」とか「動静脈瘻《ろう》」と呼ばれる病気は、他覚的耳鳴の原因の一つです。聴診器を患者さんの首や側頭部にあてると、〈ザーザーザー〉と異常な血流音が確認できますし、血管造影《ぞうえい》検査でも診断がつきます。怖い耳鳴りの一つですが、非常にまれな病気です。ただ、微小な血管の血流障害は音が小さく、聴診器では聞き取れないことが多いので、それを他覚的耳鳴として明確に診断することはとても難しいのが現状です。

「聴神経腫瘍」という良性の脳腫瘍も、かつては怖い耳鳴りとして恐れられていました。M

RIのない二十数年前には診断や早期発見が難しく、ある程度進行してからでしか発見できなかったこともその理由でしょう。しかしMRIが登場し、その精度が高まったことで、今では直径2ミリのほんの小さな腫瘍も見つけられるようになりました。

ある病理学の研究者が調べたデータによると、聴神経腫瘍の発症率は100人に1・7人。100人いたら1人か2人くらいは皆、聴神経腫瘍をもっていたのです。そこには、健康なまま一生を終えた人も含まれます。実は思ったよりもたくさんの人が、聴神経腫瘍とともに生きていることがわかったのです。治療も、手術より安全なガンマナイフという放射線治療器が登場し、良好な成績を上げることができるようになり「聴神経腫瘍は開頭して手術する病気」ではなくなったのです。患者さんにしてみれば、怖さは半減したのではないでしょうか。

怖い耳鳴りの代名詞であった聴神経腫瘍ですが、いまでは「上手に寄り添って生きていく」病気に、その意味合いを変えています。脳腫瘍と耳鳴りの関係は、かつては診断も大変で医師も悩んでいました。医師の不安が患者さんにも伝わってしまい、不安がますます耳鳴りのつらさを増長していたのでしょう。医学の進歩のおかげで同じ病気の持つ心理的な意味合いは、ずいぶん変わったように思います。

普段は気づかない自分の音

血管を血液が流れる音や心臓が脈打つ音など、体の中の生理的な雑音というのは、誰もが母親のお腹の中にいたときから聞いているものです。脳はさまざまな音をカテゴリー化して整理しながら記憶していきます。だから、それがどういう音なのか、よく使う母国語などは特に詳しく聞き分けられるように、効率化しながら発達しています。そこで自分の体の中から出ている生理的な雑音については、「これは自分の音だから聞こえなくても大丈夫」と無視するように脳はプログラムされていくのです。

ですから、われわれには普段そういった脈や心臓の音は聞こえません。でもたとえば、ジェットコースターから降りてすぐだとか、極度に緊張したときには、〈ドキドキドキ……〉と心臓の音が聞こえたりしてくることもあります。血圧が上がったときにも聞こえることがあります。それは、体調によって普段より少し脈拍が上がったりして、音の大きさやリズムがいつもと異なる状態になったことで、脳がそれを意識下におけなくなり、聞こえてしまうというメカニズムです。

逆に、静かすぎるところにいると、自分の脈の音は聞こえやすくなります。普段でも耳栓をするだけで脈拍の音はかすかに聞こえてきますし、防音室や暗室のようなところで「感覚遮断」するだけでも、生理的な雑音は意識に上がってきます。音の測定などに用いる実験室を真っ暗にして、何も見えない、何も聞こえないという状況に人が立たされると、30分も経てば、まるで太鼓か鐘を鳴らしたかのように、自分の心臓の音が〈ドーン！　ドーン!!〉と聞こえ始めます。

耳のモニタリング機能

耳は全部の音の情報を受け入れていますが、脳はその中から必要なものだけを抽出して、ほかを無視しています。音源の持つ意味を理解し、それぞれの音に優先順位をつけて、優先順位の低いものは無視して、重要なものにフォーカスを当てます。

もし、ガタガタと何かわからない音がしていたら嫌な感じがすると思いますが、それが「この人の貧乏ゆすりの音か」とわかれば、嫌な音であったとしても、意外に無視できるようになるわけです。逆にデスクワークがはかどらずイライラしているときに、普段気にしていない換気扇の音がずっと耳についてとれなくなるといったことも起こります。

たとえば出張先のホテル。商談もうまくいかず、ホテルに戻り、馴れない、糊《のり》のききすぎたシーツのベッドに入って、電気を消し、眠ろうとする。ところが、静かであればあるほど、シーツのこすれる音が気になり、寝つけなくなることがあります。一方、自宅で自分でベッドメイキングをするときは、シーツのこすれる音など気になりませんし、糊のきいたシーツの音を逆に心地よく感じることさえあります。意識や気分がどこにあるかで、同じ音でも耳障りにもなるし、心地良くもなるのです。

耳にはもともと、聞きたい音にねらいを定めて、その音量を上げて聞き取るモニタリングの機能があります。日中のストレスをひきずった神経過敏な状態で、あるいは血圧が高めの人がたまたま真っ暗で静かな状況に入ってしまったときに、〈ザーザー〉とか〈ドクドク〉という、自分の体の中の雑音を聞いてしまったら……。

もしそのメカニズムを知っていれば、「今日はちょっと体調が悪いから聞こえているんだ」ということになりますよね。でも、わからなければ「耳がどうにかなっているんじゃないか」と心配して、さらにその音にフォーカスを当ててしまいます。健康なのに耳鳴りを感じてしまう人は、そういう場合がいちばん多いのです。

また仕事や遊び帰りの夜の耳鳴りに関しては、昼間たまたま脱水気味だったことが原因で生じることもあります。脱水状態で体の中を流れる血液量が少なくなると、血圧が下がらないように血管はキューーッと締まり相対的に血液は濃縮されるので、高脂血症の人のようにドロドロになります。そこへ脱水を補わずに生ビールで喉をうるおしてしまうと、あっという間に、脱水の初期症状としての耳鳴りが起こります。

一年の中でも、ゴールデンウイーク頃からの日差しは真夏同様です。からっとしているだけに、皮膚からの不感蒸泄《じょうせつ》が増えても気がつかないし、咽の渇きのセンサーはビールでだまされてしまい、本当に必要な水分量の補給がうまくいかなくなります。高齢者ほどこの問題に直面しがちですから要注意。「口の渇きを感じる前の、こまめな水分補給」の大切さを忘れないでください。

難聴が原因の耳鳴り

難聴が原因の耳鳴りについて、もう少し詳しくお話ししておきましょう。

耳は常に周囲をモニタリングして、必要な音だけを抽出する作業をしているわけですが、軽い難聴になってくると、モニタリングする力が弱まってきます。これによって脳の中では、外部への注意の欠如と内面への過剰な注意という「不適切な状況」が生まれます。

難聴の多くは、耳が音を知覚して脳に伝える受信機の部分、内耳有毛細胞の障害が原因です。有毛細胞は、ちょうどテレビのアンテナのような働きをしています。アンテナが正しく設置されているテレビの画面にはきれいに画像が映り、クリアな音が流れますが、アンテナが壊れると、画面に砂嵐の線が現れ、〈シャーッ〉という雑音も出てきます。これはボリュームをいじっても、なにも解決しません。耳の調子が悪くなって正しく音を受け取れなくなった状態も、まさしくこれと同じです。

脳はそのとき、「音がうまく聞き取れないぞ」と注意を向けるのですが、注意を高めるということは、ちょうど、テレビのボリュームだけをそのまま上げるようなものです。テレビのアンテナが壊れたときに、チューニングをしないでボリュームだけ上げても、ますます〈シャーッ!!〉とうるさい音が出るだけですよね。同じように、脳にはボリュームを調節する機能はあっても、チューニングをする機能がないのです。脳がそこで注意を呼びかけても、耳鳴りはますますひどくなってしまうだけです。

また、聴神経腫瘍を意外と多くの方がもっていることはお話ししましたが、その腫瘍を取る手術で、最悪の場合、聴神経を切断してしまわなければならなくなることがあります。切断してしまうと、聴神経がなくなるわけですから、耳鳴りが止まりそうですが、実際にはその逆で、よりひどい耳鳴りになる人が少なくありません。このことから、耳鳴りは幻肢痛《げんしつう》と同じく、末梢からの感覚入力がなくなることで、脳の神経回路が再編成されて生じた脳の障害であるという考え方が、最近では主流になってきました。耳鳴りを伴う難聴者が補聴器をつけると耳鳴りが治まるのは、感覚入力の不足が補聴器で修正されるからなのでしょう。

もちろん、代謝の激しい外有毛細胞がストレスによる血管の痙縮や高脂血症による血流不足などで、栄養失調から瀕死の状況になり、エラー信号を脳に伝えてしまうというようなメカニズムも考えられます。しかしこのような耳鳴りは、急性であり一過性のものが大半であると私は考えています。このような状況が繰り返され、外有毛細胞が本当に壊れてしまい、感覚入力が慢性的に不足する状態になると、いよいよ慢性の耳鳴りになってしまうのではないでしょうか。音は有毛細胞で複雑にパルス・コーディングされているという話はすでにしましたが、部分的な有毛細胞の障害であっても、それによってコーディングにエラーが出れば、重大な認知エラーの原因になってしまいます。

心の問題も耳鳴りの原因に

私の耳鳴り外来で、こんなことがありました。ある日、私のところへ「とにかくこの耳鳴りをなんとかして！」と悲愴な面持ちで、若い女性の患者さんが飛び込んできたのです。

調べてみると、聴力は正常です。念のために耳鳴りの原因となる脂質異常がないかも調べて、血液の循環に関するものもひと通り検査をしました。結果、通常の検査では動脈硬化も高血圧も何もひっかかりませんでした。若い女性なので当たり前と言えば当たり前なのですが、今は20代後半でも食習慣によって高血圧の方はいますから、病院のスタイルとして、まずはそういったことから調べたわけです。

どの患者さんもだいたい何度か通院しながら、徐々に検査をしてもらうことになりますが、その患者さんの場合、たまたま初診の時は女性の言語聴覚士が対応し、カウンセリングにあたりました。その際、「精神的なストレスも原因になりますよ」という話もしたのですが、彼女からはストレスに関する話はありませんでした。それは彼女自身、まさかそれが原因になっているとは、夢にも思っていなかったからなのですが……。

ところが、たまたま2回目の再診時は男性の言語聴覚士が対応しました。彼女とその男性言語聴覚士が狭い聴力検査室にはいるやいなや、彼女の具合が急変しました。もう、耳鳴りの音は大きくなるわ、冷や汗はかくわという状態です。それで、「なんでだろう」ということになったわけです。ふと思い返すと、彼女は結婚しているのに実家にいました。そこで「それはどういった理由ですか?」と改めて尋ねたのです……。実は、夫のＤＶ（家庭内暴力）があったのです。それで男の人が怖くてしようがないと言うのです。

確かに私が診察していたときも、どうも精神的に不安定な方だなぁと感じていました。愛している男性から暴力を受けたことによって、たぶん男性恐怖症的な状態になってしまっていたのでしょう。そのときは実家に避難していましたが、ご主人がいつ実家まで来るかと心配で仕方なかったようです。病院にしょっちゅう検査に来ていたのも、「病院にいれば大丈夫」と思ってのことだったようです。

結果的に、彼女はそういう不安で一睡もできないまま、ここしばらく過ごしてきていたのです。表情が硬かった理由もそこにありました。でも本人にしてみれば、「心配で寝ていないだけだから、不眠症じゃない」ということになってしまう。だから「眠れないことはないですか？」と聞いても、寝たくなくて寝ていないという感覚だから、「はい」とは答えなかったわけです。それで通常われわれが聞く質問には全然ひっかかってこなかった。ふたを開けてみたら、そういうことだったのです。

結果的に彼女は不眠症の人と同じで、体内時計の乱れが生じ、「夫が襲ってくるんじゃないか」という恐怖も重なって、脳内神経伝達物質セロトニンが一気に枯渇した状態になっていたのだと考えられます。私は、睡眠障害や不安に伴うセロトニンのアンバランスによって、耳鳴りが生じたと診断しました。

このようにPTSDでも耳鳴りは生じます。こうした耳鳴りが慢性化したときには、「パキシル」とか「ルボックス」などの、セロトニン再取り込み阻害剤（SSRI）が有効です。幸いこの患者さんも、カウンセリングを続け、家庭裁判所の判決や処分の話が具体化し始める頃には、症状もすっかり消えていました。このような心因性ストレスがきっかけで生じる耳鳴りもあるのです。

扁桃体とうつの関係

音が耳に入ると、鼓膜から耳小骨を伝って、蝸牛の中に漂う有毛細胞に知覚され、そこから聴神経へと信号を伝えていきます。そのときに視床から一次聴覚野を通り、ついで中継される場所が扁桃体であることについては、前章で説明したとおりです。一連の音声入力は、最終的に言語野に到達します。この経路は「ハイルート（高い経路・古典的聴覚路）」と呼ばれています。それに対して、一次聴覚野を通らずに視床からダイレクトに扁桃体へいってしまうのが「ロールート（低い経路・非古典的聴覚路）」。今、そのロールートの活性化が、耳鳴りの成因であると考えられ始めています（52ページ図参照）。

ハイルートとロールートの2つの経路のうち、健康で言語コミュニケーションを使う人はハイルート優位で情報処理しますが、扁桃体の機能が低下したり興奮しすぎたりすると、普段はあまり機能していないロールートのほうが優位になってしまうようです。休眠していた脳の経路が再活性化して生まれたロールートは、耳鳴りだけでなく、慢性の痛みやしびれの原因にもなると考えられています。

扁桃体は、通常1ヘルツから20ヘルツまでの周期のリズムで活動している時が安定した状態で、ゆっくりになりすぎると感情の起伏がなくなり、無表情になったり抑うつ状態になったりします。また20ヘルツより速くなると過敏になり、あっという間に燃え尽きてしまいます。窓際で閑職にあると気分がふさいできて、忙しすぎるとぱたりとダウンしてしまう。何だか、われわれの日常そのままのように扁桃体はふるまうようです。多動児や注意障害児との関係も言われていて、これらの子どもに音楽療法が有効なことも報告されています。

過敏な状態が続くとぱたりとダメになってしまう、そんな扁桃体の反応は、ワインドアップ現象とか燃え尽き現象という用語で説明されています。一気にガクッとうつ状態に陥って、発作的に自殺することもあります。自殺した人の上司が、故人を偲《しの》んで「何でも率先してする人だったので、とても……」とかコメントする場面を見ることがありますが、真面目すぎる人やできる人が、周囲からの過度な期待に応えようとアクセルを踏み込んだことこそが原因でしょう。ワインドアップする前に、周囲が気づかってシフトチェンジさせることが必要なのです。

最近では、扁桃体のこのようなアンバランスを、直接脳へ刺激を与えて解決しようという治療法も現れてきました。「経頭蓋《けいずがい》磁気刺激法（ＴＭＳ）」は、脳内に電極を挿入することなしに脳を刺激する方法で、まだまだ研究段階の治療法ですが、これによりうつ病や耳鳴りが改善したという例も報告されています。

環境騒音と扁桃体の関係

視床から扁桃体へダイレクトにいく経路、ロールートは、もともとほ乳類にはみな備わっている経路です。ヒトの持つ本能的な経路というふうに説明できるかもしれません。ロールートのコミュニケーションが非言語的、情動的なものとすれば、われわれヒトが学習した言語をツールとしてトップダウン的にコミュニケーションしている経路がハイルートということになります。言語的に処理できない情報は、どうしてもロールートで単純に快・不快の符号化だけで処理されてしまいます。

たとえば換気扇や洗濯機から発せられるノイズ。何の音であるか、その音がどれくらい継続するのかなど、音の出ている理由やその見通しがわかっているものは、不快なものなら自身で距離を置いたり、上手に音楽を使って気をそらしたり、無視したりすることができます。ところが非可聴域に近い超低周波のノイズの場合、聴覚でははっきり捉えることができませんし、その周波数特性から、音楽などでマスキングすることも容易ではありません。こういった音源の存在を耳で検知しにくい振動のようなリズムが原因となって、抑うつや不眠や不安、あるいは耳鳴りが生じてくることもあります。

騒音かそうでないか、それはきわめて主観的な問題です。不快と思えばつらく、健康被害も生じるでしょうし、そう思わなければなんでもないと人それぞれでその解釈は難しいものがあります。最近でも風力発電所の近くに住む方に健康被害が出たということで、環境省が調査に乗り出しているというニュースがありました。体がしびれ、頭がゆすられるような症状が続いて眠れないという人の家で騒音を測ったら、低周波で家が振動していたそうです。

総じて、まったく一定のリズムやランダムなリズムの音はストレスになりやすく、「1／fゆらぎ」のようなリズムのある音は、心地良く感じやすいと言われています。たとえば、海辺の波の音は充分すぎるほどの低周波ですし、けっして小さくない音ですが、海辺に住んでいる人がノイローゼやうつ病になるという話を聞くことはありません。

こうやって耳鳴りの原因を列挙してみると、いかに様々であるかがおわかりいただけると思います。耳鳴りの原因の多様性にもかかわらず、耳の中だけに原因を求めがちな医師の対応がかみ合わないままに、患者さんの耳鳴りは慢性化し、長引き、そして難治化してしまうのではないでしょうか。患者さんが耳鳴りに対してもっている不安は、得体の知れない耳鳴りに対する医師の不安が、そのまま鏡のように映し出されただけのものかもしれません。

認知症の原因ともなる難聴

２００７年の論文ではこんな発表も話題になりました。難聴の人が症状を放置したままで生活を続けていると、老人になったときに、難聴でない人よりも2倍も認知症のリスクが高まるという報告です。補聴器の早期装用、軽度難聴のうちから補聴器を使いこなす習慣がないと、将来大変なことになりかねない、そんな警鐘を鳴らしてくれた報告だと思います。

難聴があると、周囲に対しての注意が減ります。そして、注意に対しての関心もなくなってきます。「あ、○○さんが来た!」が、「ああ、来てたんだ」になると、それだけでもずいぶん違ってしまいますよね。そうやって感覚が鈍くなってくると、脳への刺激も少なくなってくるのです。さらに、会社をリタイアして世間との接点が少なくなってきたりすると、ますます刺激は少なくなります。

そういう感覚入力の不足がやる気を削ぎ、ある種の抑うつ状態に陥ってしまうと大変です。このようなことは、聴覚以外の他の五感についても同じように言えることだそうで、脳の老化や認知症予防のためにも、いつも五感すべてを使ってコミュニケーションすることがとても大切です。

「廃用症候群《はいようしょうこうぐん》」というと、長期間の臥床《がしょう》などで体の運動機能が衰え、それによって寝たきり状態になってしまうといった、運動能力を失う状態のことだけをイメージされる方が少なくありません。実際、ベッドで安静にし続けると、筋力はどんどん衰えます。特に大腿の筋力は1週間で20%、2週間で40%、3週後に60%と、どんどん衰えます。無重力空間にいる宇宙飛行士が宇宙ステーション滞在中にエクササイズに励むのも、寝たきりの人と同じ抗重力筋の廃用を防ぐためです。

重力の刺激がなくなると筋力が低下するように、音の入力不足も聴覚に深刻な事態を引き起こします。また難聴による聞き返しは、コミュニケーションを取り合う双方にとってストレスです。聞き返しや言い直しが何度もくり返されるうちに、興味もやる気も積極性もなくなり、引きこもってしまう人は少なくありません。そんな聴覚コミュニケーション機会の減少が、聴覚の廃用のきっかけになるのです。筋肉が衰えるように、音入力の不足で聴覚系の脳が衰えていく。最悪の場合、認知症のような状態まで進んでしまうこともあるのです。

耳が元気な時は聞くことで学習できますが、耳が遠くなると「佐藤さん」か「加藤さん」かもはっきり区別できない、あるいは取り違えたりする状態になります。また、「日比谷《ひびや》」と「渋谷《しぶや》」といった似た発音の言葉も適当に処理するようになってしまいます。そのように誤った形での冗長性によって拡大された言語記憶は、最終的に、これまでの財産であった正しい言葉の記憶まで変容させてしまうのです。聴覚の廃用とも呼ばれる状態が進んでしまった人は、補聴器をつけても「音は聞こえるけど意味がわからない」ということが生じます。これは難聴の時に学習した、誤った音韻情報の言葉が記憶のベースに上書きされてしまったことが原因です。難聴を補聴器などで手当てせずに放置することは、それだけでも「学習障害」を引き起こしかねないのです。

おしゃれで高性能な補聴器

補聴器にはいまだにネガティブなイメージを持つ人が少なくありません。しかし実際は、ずいぶんおしゃれなものが増えてきています。補聴器本体のカバーがカラフルな着せ替えになっているシーメンス補聴器の「バイブ」、つけていることがほとんどわからないGNリサウンドの「ビー」など、補聴器の選択肢は実に多彩です。最近の女子高生の手にかかると、「デコ補聴器」といったものにさえ化けてしまいます。

「デコ補聴器」というのは、携帯電話にビーズやラインストーンなどを飾りつけて「デコ電（デコレーション携帯電話）」にするのと同じ発想で、補聴器までも「カワイイ！」にしてしまいました。女子高生の患者さんがこのデコ補聴器をつけているのをはじめて見たときは、さすがに私も目から鱗《うろこ》が落ちました。

他のオーディオ機器と同じように、90年代後半から補聴器も一気にアナログからデジタル化して、性能も音質も格段に良くなりました。音を調整するソフトウエアの機能も改善され、耳つまり感や「ピーピー」と鳴るハウリングに悩まされることもなくなりました。

日本では、実際の難聴人口に対してまだまだ補聴器は普及していません。日本補聴器工業

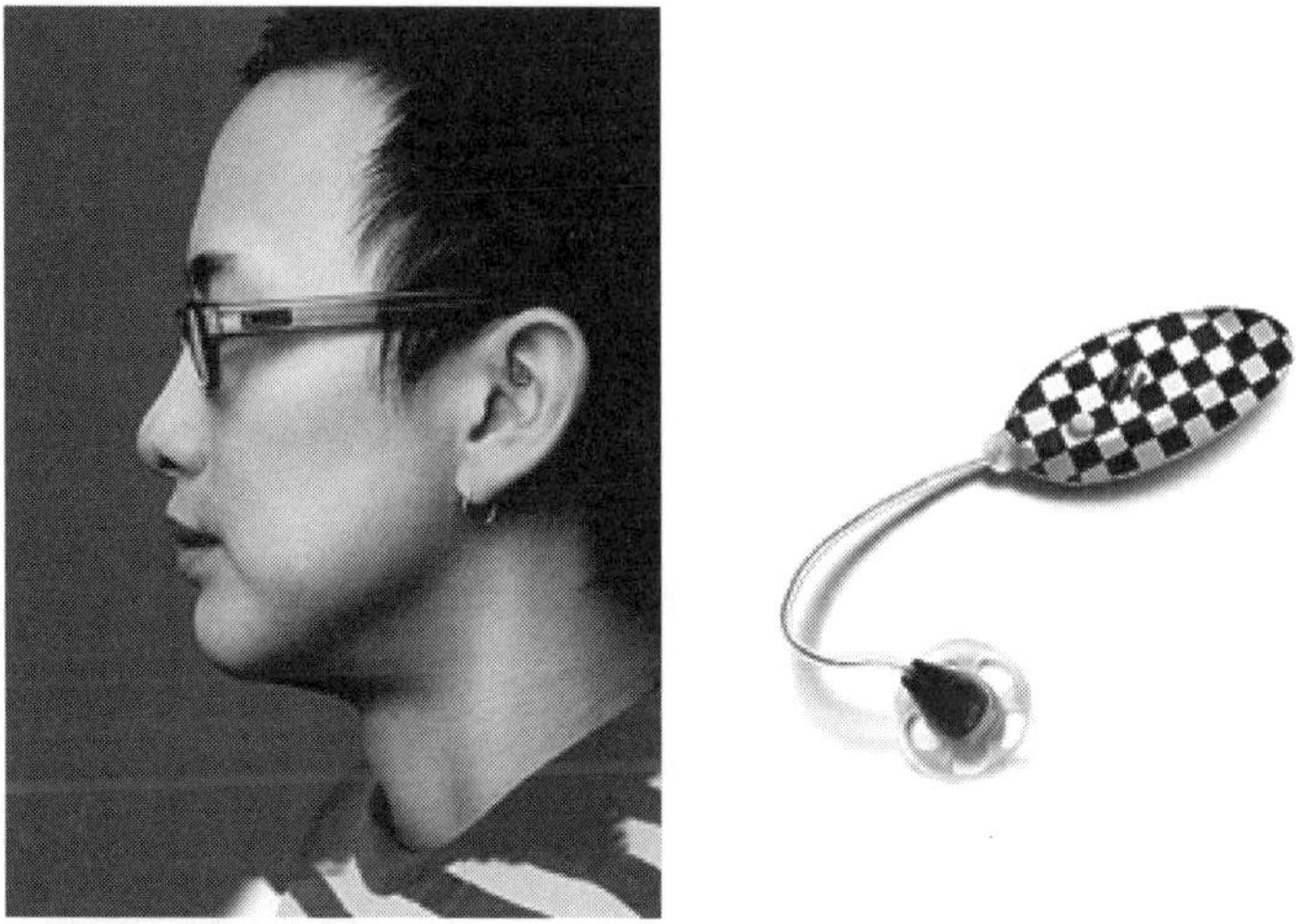

おしゃれになった補聴器　（写真／シーメンスヒヤリング インスツルメンツ株式会社）

会が出しているデータによれば、日本の補聴器装用者の潜在人口は６００万人にものぼるそうですが、その３分の１も使用していないのが実情で、世の中では、いつも聞き返しや言い直しという場面がくり返されているようです。こういった時間的ロスを経済行為として計算したら、いったいいくらほどの損失が発生しているのでしょうか。高齢社会において、高齢者がより効率的な経済活動を行っていくことを考えるなら、補聴器の普及についてもっと真剣に考えるべきでしょう。

　ところで、この補聴器ですが、両耳に装用することが原則です。日本ではまだまだ古い時代の知識に凝り固まった耳鼻咽喉科医や補聴器販売店があり、片耳装用の補聴器で済まされてしまっているケースも少なくありません。しかし、片耳にしか補聴器をつけないでいると、非装用側である反対側の耳は言葉の聞き取り能力が低下します。つまり片側の耳だけ廃用が生じてしまうのです。ネットワークとして機能する脳の一部に廃用が生じることのデメリットは重大です。補聴器を購入される患者さんにとっては、支払うコストが2倍になる両耳装用をためらう気持ちはよくわかります。しかし、そのために払う代償はお金では解決できません。補聴器相談医や補聴器技能者といった専門家は、もっと声を大にして両耳装用の必要性を啓蒙する必要があるでしょう。

耳鼻咽喉科で血管の評価は可能か

この本を手にされた方は、ここまで読み進めてきて、実際、自分の耳の調子が悪くなったときは、どこに行けばよいのだろうと思っていらっしゃるのではないでしょうか。

正直なところ、耳鼻咽喉科のクリニックや医院のほとんどには、早期動脈硬化の診断に必要な頸動脈プラークを診るための超音波検査の設備はありませんし、早期動脈硬化予防や糖尿病について指導できるようなマンパワーもありません。「縦糸の中で細分化する」ことで発展してきた耳鼻咽喉科が、この新しい課題に対し「縦横無尽な取り組み」で答えを出せるようになるまでには、それなりの時間が必要だと思います。現状では、「耳メタボ」と言うべき難聴・耳鳴りの諸問題を解決するためには、比較的設備の充実した市中病院に相談にいくほかないでしょう。

特にクリニックや医院の先生は、今なお難聴と糖尿病の関連についての話に懐疑的です。「疫学データによるものにすぎず、現象論でしかない」と静観を決め込んでいる耳鼻咽喉科医は少なくないのです。しかし世の中には、現象論であっても将来のために取り組んでいることはたくさんあります。

たとえば地球温暖化問題への取り組みです。炭酸ガスの増加と地球の温暖化という2つの現象の相関から、今、われわれはまさに仮説の段階の科学を受け入れ、排出ガス削減に取り組んでいます。実際のところ、炭酸ガス温暖化説に異議を唱えている学者や研究者は少なくありません。それでも、少しでも地球に良いことなら前向きにこの問題と向き合おうと、政治と社会が一体となってこの問題に取り組んでいます。実証論的に検証されるまで何もしないのでは、後の祭りになりかねません。「疑わしき」であっても、方向性が総体として価値のあるものなら、「対処する・行動すること」はとても大切です。

難聴や耳鳴りが動脈硬化や糖尿病と関係があるなら、その取り組みは長丁場です。因果関係を証明するには、それなりに長い時間がかかるでしょう。その間、まだ確実にわからないから何もしないという考え方でいいのでしょうか。いずれにしろ、少なくとも、糖尿病や動脈硬化が快方に向かうなら、それに越したことはありませんよね。皆さんはどう思われますか。

耳鳴り診療と補聴器診療の遅れ

移植手術にせよ、がん治療にせよ、国内で世界最先端の医療を享受することが、近年、たいへん難しくなってきました。医療制度の不備や医療費の抑制政策が災いしているという人もいますが、それだけではないようです。

オーストラリア国立聴覚研究所のディロン博士が、補聴器相談医や言語聴覚士、補聴器技能者向けに書いた『補聴器ハンドブック』を私が翻訳したのは、ある出来事がきっかけでした。１９９６年から１９９７年にかけて米国に留学した際、私は、欧米先進国で常識であった補聴器の両耳装用に、実際にふれる機会があったのです。その後日本にもどって、母校の補聴器外来を受け持つようになり、日本の実情とのギャップを痛感したのです。日本では両耳装用を勧めることは、患者に負担を強《し》いる悪いこととされ、「両耳装用推進派の医師は悪徳」という、そんな誤解があったのです。

１９８０年代後半の米国では、専門家がうっかり片耳装用を勧めてしまうと訴えられかねないほどで、片耳装用を希望された患者さんからは、念書を取って販売する業者さえありました。高齢者の感音難聴の場合、ほとんどで両耳装用がいちばん良い方法です。左右差のない難聴の方が、片方だけしか補聴器をつけないでいると、反対の耳は「廃用」の状態になってしまうからです。そんな世界の常識が、日本の耳鼻咽喉科医の間では共有できていなかったのです。

21世紀になってもその意識はあまり変わらず、そういった状況に、私はジレンマを感じていました。そんな折、私はある国際学会の書籍販売コーナーで出版されたばかりの補聴器の教科書を見つけたのです。学会中、本来の講演を聴くこともそっちのけでこの本を読みました。日本に帰り、早速翻訳に着手し、２００４年に医歯薬出版から翻訳書として上梓しました。

その時調べてわかったことは、それまで日本で使われていた補聴器の教科書は、実は直近のものでも、１９８５年頃に欧米で出されたものの翻訳書止まりで、それ以降まとまった形で最新の知識を吸収できる書物が、日本に紹介されていなかったのです。よほど補聴器に熱心な先生でもないかぎり、補聴器の専門知識を定期的に英語論文で収集なんてことはしませんから、時代遅れの教科書を片手に「補聴器両耳装用が良いなんてどこにも書いていないよ」という状態に陥ってしまったのは仕方のないことでしょう。

補聴器の両耳装用の必要性を科学的に説いた教科書の翻訳書が出て5年。２００９年秋、日本でも補聴器両耳装用の必要性が学会で議論されます。世界の常識がいよいよ日本の常識になる時がきました。

こういった補聴器医学の出遅れと同じように、国内補聴器メーカーにも取り組むべき課題が山積しています。日本は自動車や液晶テレビなど、最先端の工業技術を誇る先進国ですが、こと補聴器となると、国内のどの補聴器メーカーも海外から部品を輸入して組み立てているだけで、発展途上国並みのレベルです。世界で初めてデジタル補聴器を製品化したのが日本だったのに、いまでは世界の後塵を拝しているのが現実なのです。デジタル補聴器の音響処理は、最新のデジタル信号処理（ＤＳＰ）理論にもとづいて開発された商品が多く、ナノテクノロジーやブルートゥースなど日本が得意とする技術のオンパレードなのに、いったいどうしたことなのでしょうか。

最新の輸入補聴器は、携帯電話やｉＰｏｄなどに常時リンクすることも可能で、今までとは全く違う使われ方が提案され始めています。欧米では補装具の意味合いをもつ「ヒアリング・エイド」という呼称から、「ヒアリング・デバイス」と呼ぶように変わり、高齢者や障害者の道具のイメージから、個人の能力をエンパワーし、身体機能を拡張する道具へと様変わりしているのです。

いずれ、アジアの諸国も日本を追いかけるように高齢化します。厚生労働省も規制ばかりではなく、日本が福祉技術で世界の最先端を走れるよう、もっと広い視点で補聴器・補聴医学の分野を支援すべきではないでしょうか。日本の眠れる「獅子」としてのパワーが、その知識と技術が、世界に発信されていく日が再び来るのが楽しみです。

第四章　ストレスに晒され続ける「耳」

加齢性難聴の実態

暦年齢に従って聴力が悪化すると考えられていた「老人性難聴」ですが、最近になり、その主な原因が暦年齢ではなく、騒音にさらされた年数や血管年齢として示すこともできる動脈硬化にあるとわかりました。そこでこれを、老人がなる病気ではなく、身体的な加齢によって生じるものという意味で「加齢性難聴」と呼ぶようになりました。

確かに昔は、年をとれば難聴になると考えられていました。しかし、いざこれだけ長生きする時代になってみると、75歳以上の人の２人に１人は補聴器が必要なレベルの難聴者になっているものの、約４％は10代の若者と比較しても遜色ない「スーパー聴覚高齢者」がいることがわかってきたのです。統計学的に言っても、この４％という数字は「例外」として無視できる数値を超えています。

つまり難聴は、老人になれば自然発生的に皆に生じるものではないのです。

「スーパー聴覚高齢者」というのは、日本でも有数の聴覚の名医である名古屋大学耳鼻咽喉科の中島務先生が、２０００年頃から提唱され始めた名前です。最近では、そのパーセンテージがさらに増えているのではないかと言われています。

年をとれば誰もが難聴になるのではなく、その人がどのような環境の中で過ごしていたか

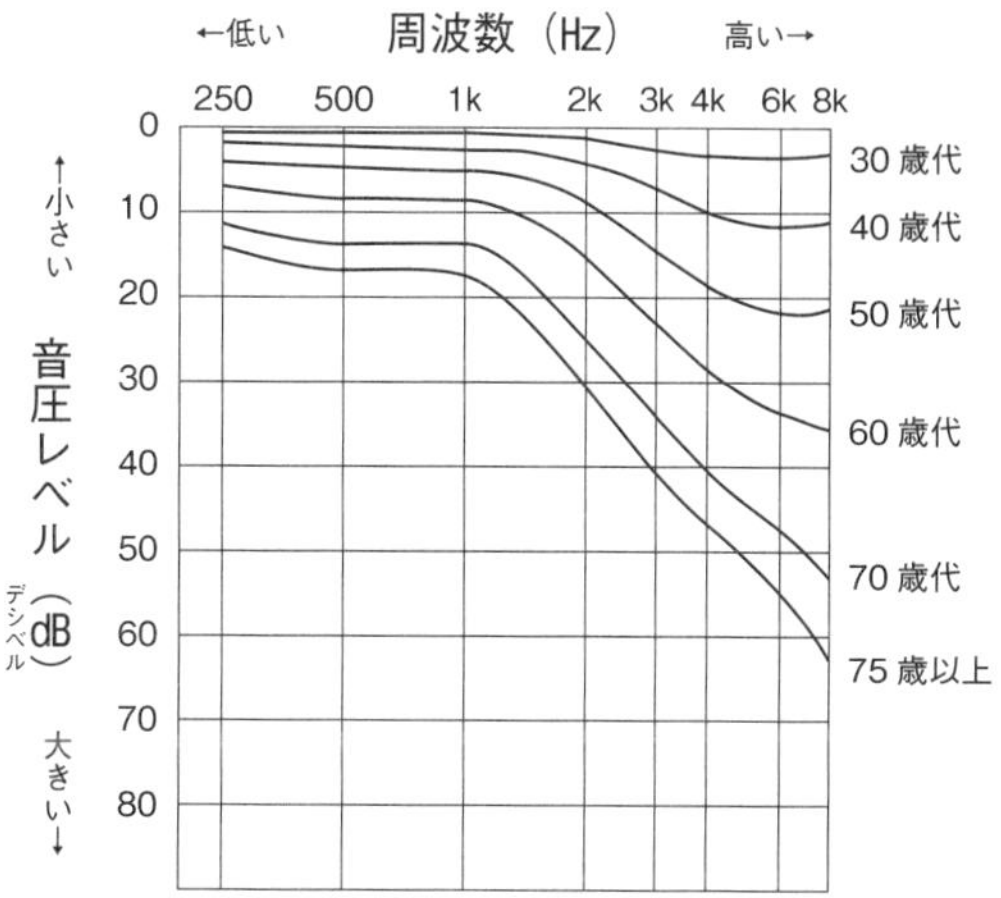

SpoorA（1967, Int Audiol 6: p48～57）より改編

世代別の聴力レベル

ということのほうが、その人の耳の運命を決めていたのです。高齢者で難聴になる人の多くは「騒音」が原因になっていることは、古くから知られていました。しかし２００４年に出た国立長寿医療センターの先生たちの報告で、難聴の原因が「騒音」だけではなく「動脈硬化」とも密接な関係があることを教えてくれました。つまりわれわれがこの２つの問題をクリアできれば、補聴器いらずの「スーパー聴覚高齢者」になれるということなのです。

　内耳の中にはダンスをする細胞がいることはすでにお話ししました。音は空気の振動として耳のトンネルの中で整流され、鼓膜面にとらえられ、あぶみ骨にたどり着いたとき、音は進行波という縦波に変わり、その進行波

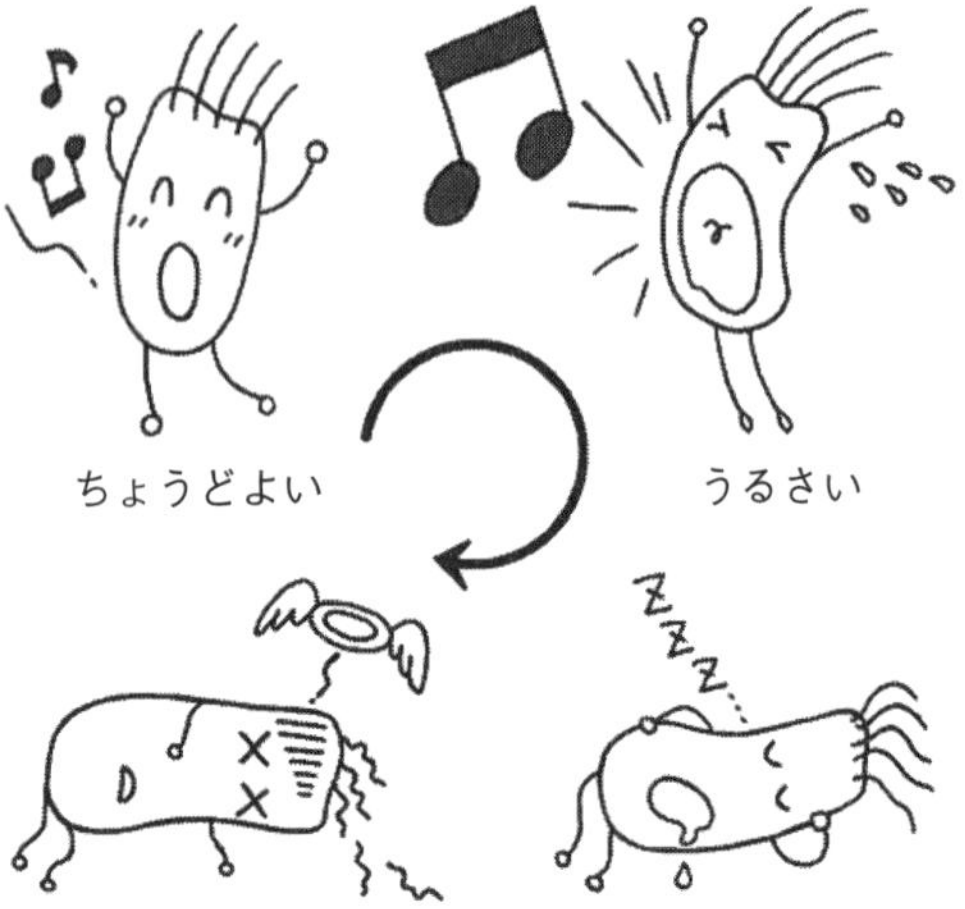

騒音による「ダンス細胞」の変化

が内耳の外有毛細胞を刺激する。その有毛細胞がダンス細胞だったわけです。この細胞、最大で1秒間に2万回も振動するのです。そんなに激しくダンスするせいもあるのでしょう。ダンス細胞は大きな音を長く聞き続けると、くたびれてダンスするのを止めて寝てしまったり（シナプスの休眠）、栄養失調から死んでしまったり（循環障害・血管ストレス）、時には冬眠したまま起きてこなくなる（細胞の自殺・アポトーシス）ものもあります。

加齢性難聴による聴力の低下は、音刺激による代謝亢進《こうしん》と動脈硬化による血流不全の積み重ねによって、内耳有毛細胞の脱落・変性で生じます。有毛細胞が激しくダンスする高い周波数から、その変化は始まるのです。

一方、騒音による難聴は、最大音圧の音が外耳道の中で最も共鳴してしまう周波数帯に対応しているダンス細胞がいちばん代謝が激しくなってしまうので、そこから壊れ始めます。結果として、騒音の種類や音色にかかわらずいちばん共鳴しやすい４０００ヘルツあたりの周波数の音から難聴が始まっていくのです。

イヤホンの音量は控え目に

２００４年に国民の聴覚について調べた疫学データでその実態がわかってきた騒音性難聴ですが、驚くべきことに、１９８０年代にあった国民の聴力検査の研究以来、２００４年のその発表まで、大規模な調査は一度も行われていなかったようです。２つを見比べてみると、今の40代の人のほうが、かつての40代よりも難聴になるタイミングが早くなっていることがわかります。

私は、ウォークマン世代がこの現象に拍車をかけているのではないかと疑っています。今はメーカーが自主規制していますが、初期のヘッドホンステレオは、ずいぶん大きな出力レベルの音を出すことができました。それらは、ボリュームを上げれば上げるほど大きな音が出ましたから、ひょっとするとその世代で耳を壊している人が増えているのではないかと考えているのです。実際、現在の最新機種は、再生音量の自動調整機能によって最大出力を制限する機能がありますし、イヤホンそのものにも周囲の騒音をカットするノイズキャンセル機能や出力制限機能を持っているものが大半です。音響器機の影響か否かは、いずれ歴史が明らかにしてくれるでしょう。本書の読者の方は、ぜひともヘッドホンステレオの音量は控えめでお願いします。

さてこの騒音による難聴が、どんな状況で生じてくるか少し説明していきましょう。たとえば、85デシベルの大きさの騒音がある職場で5年も働いていると、騒音性難聴の入り口に立つことになります。85デシベルという音の大きさは、耳元ですごく大きな声で話しかけられるくらいの音量を言います。最近は静かになりましたが、昔の輪転機のまわる印刷所や造船所では、このような耳をつんざくような大きな音がひっきりなしに出ていましたから、このような職場で働いていた人の多くが、数年で騒音性難聴になってしまっていました。

また130デシベルの音になれば、たった1回、それも30分間足らずで難聴になってしまうのです。130デシベルというのは、ジェット機のエンジン音を翼のすぐ下で聞くとか、発破《はっぱ》の爆発音をすぐそばで聞くというような状況です。そんな状況はまずないと思われそうですが、落雷でもこのレベルの音が出ることがありますから、注意は必要です。

ここで賢明な読者の方ならお気づきになったと思いますが、騒音と難聴の関係は、「(音の大きさ)×(音にさらされた期間)＝(騒音性難聴)」という関係になっています。一般的な電車内騒音レベルでも、仮に毎日、往復４時間の通勤にいつもイヤホンで音楽やラジオを楽しんでいたとすれば、それこそ40年も続ければ、騒音性難聴並みの障害が生じてしまうかもしれません。

下手をすると電車を利用するだけでも、健康被害をこうむるかもしれないのです。ヨーロッパの鉄道を利用すると、本当に駅が静かなのには驚きます。耳のことを考えるなら、ＪＲなどの鉄道会社にはぜひとも、過剰な音のサービスより、少しでも静かな環境を提供してほしいものです。

どんどん進化するオーディオ機器

ゴールデンウイークや年末年始となると、多くの日本人が国外へ脱出します。今や海外旅行は皆さんのごく日常的な楽しみのひとつになっています。しかし、この飛行機の機内騒音も耳にとっては大敵です。

静かな機首寄りのファーストクラスならいざ知らず、格安とばかりに飛びついたジェットエンジンの騒音が鳴り響く後部座席の騒音は、無視できないほどの耳ストレスを生み出しています。飛行機の座席の価格の高低は、騒音の大小に反比例しているのは疑いない事実です。恒常的な騒音下に長く身を置くことは、脳の注意力に関係する部位やリラックスに関係する部位を過剰に刺激します。実際、同じ旅程をファーストで行くかエコノミーで行くかは、座席の広さだけでは説明できないくらいにストレスの度合いが違ってきます。

ここ数年、BOSE《ボーズ》やソニーから矢継ぎ早に、「ノイズキャンセリングヘッドホン」と呼ばれるタイプのヘッドホンが発売され、新しいマーケットとして成長しています。ユーザーの多くは長い旅での騒音を少しでも軽減しようと購入しているようです。機種によって異なりますが、騒音を6分の1から10分の1くらいまで小さくしてくれる力があるようです。

このようなノイズキャンセルヘッドホンは、もともと飛行機のファーストクラスの乗客用として、より快適に機内の映画や音楽を楽しみ、より静かな環境で休息できるようにと開発されたものです。目的とする音声信号（S）と雑音（N）のコントラストを明瞭にする、SN比の改善という技術によって、騒音下でのストレスは低減されていきました。騒音が少ないことが、不眠やイライラといった耳ストレスの軽減に役に立つことは、このように昔から経験的にもよく知られていたのです。

iPodやMP3ウォークマンなど、音楽を楽しむ手段は、ここに来てまた新しい時代を迎えています。このような携帯音楽端末はたいへん便利ですが、音質はCDよりもクオリティが低いことが難点です。その弱点を解決するために、多くのMP3携帯音楽端末のメーカーは、より臨場感が得やすい密閉型のイヤホンを採用するようになってきました。密閉型イヤホンには外部の音を遮断する力もあるので、従来型に比して、小さめの音でも重厚感のある音をよりダイナミックに聞くことができる利点がありますが、一方で、外耳道共鳴という問題をより強く生み出してしまう恐れがあります。

最新の密閉型ステレオイヤホンは多種多様で、装着時の深さも人それぞれです。そのため、耳栓をしたときの外耳道の共鳴周波数も人それぞれになります。仮に密閉式イヤホンによる難聴があったとしても、障害となる周波数はまちまちになる可能性が高く、障害部位が人それぞれに異なるので、その関連性を証明することはとても難しくなってしまいます。因果関係の証明が難しくなってしまうと、これらの音楽端末による健康被害を正確に見極めることも困難になります。われわれ耳鼻咽喉科医は、慎重にこの影響を見届けていく責任を託されています。

自動車のオーディオシステムも、近年大きく変化してきました。高級車のオーディオシステムほど不思議な処理がされています。というのは、本来なら音が減衰してゼロになるべきところで、わざわざ存在しない音を出しているのです。メーカーにもよりますが、たとえば0デシベルのところで20デシベル以上の大きな音を出しているシステムがあるのです。このように、ないはずの音が聞こえることは、普通の環境ではあまりメリットがないように思われますが、自動車のように車内騒音がある場所では、不思議な効果を出してくれます。騒音下でも音楽の響きが最後まで聞き取れ、結果、「音が広がりをもっている」とか、「音にツヤがある」といったふうに錯覚し、「このカーオーディオシステムはいい」と感じてしまうのです。

もちろん騒音があるからといって、単純に音をそのまま全部大きくしたらうるさくなるだけです。エンジン音の特性や車内空間に応じて、オーディオシステムの音をチューニングする必要があるのです。本当はロードノイズでかき消されるはずの音を人工的に聞かせるわけです。今のところ、この不思議なハイファイオーディオ音を作り出すのにはコストも手間もかかるので、高級車だけで経験できる音の世界です。

逆に難聴になってくると、大衆車のチープなカーオーディオを聴いているのと同じようなことが日常生活で起こってきます。音楽を聴いていても、昔のように音のツヤやニュアンスを感じ取れなくなるのです。特に、デジタル化された音源の音楽を楽しむときに、その現象が顕著に現れるようです。高い音はキンキン響くだけ、ツヤのある音ほど弱く、かすかにしか聞こえません。

会話の中での感情のヒダを、うまく感じ取れなくなったりもします。たとえば、「ウッソー」とか「カワイィー」といった、若い子の嬌声《きょうせい》のニュアンスが聞き分けられなくなり、「若いのはキャーキャーしていて、うるさいばかりでけしからん」といった案配です。感情コミュニケーションの不足や行き違いは、抑うつや無表情の原因ですから、その対策は講じなければなりません。年をとるほどにコンサートホールでクラシックの生演奏を楽しむ機会を増やすとか、若い人たちとの会話を億劫《おっくう》がらずに、その会話の輪の中に進んで入っていくようにするのもいいでしょう。より本物の音をできるだけ肌で感じ取ることがとても大切なことなのです。

カーナビで離婚の危機⁉

パナソニック補聴器の広告は、補聴器ユーザーの方から寄せられたというユニークな実話を元に作成されています。面白い話が多いので、ひとつふたつ紹介しましょう。

たとえばこんなお話。ある夫婦が2人して車に乗っていたときに、奥さんはカーナビが道案内するのを見てこう言ったそうです。

「(カーナビって)利口ね」

すると、ご主人が真っ青になってしまったそうです。

「せっかくのドライブなのに、なんで急にそんなことを言うんだ……！」

ご主人は少しばかり難聴でした。馴れない道を一生懸命運転していましたし、車の騒音もありました。いつもなら奥さんの顔をのぞき込む余裕もあったのでしょうが、初めての道なのでそれどころではなかったのです。そのせいで奥さんの言葉の最初のほうが聞こえなかったのでしょう。「利口ね」が、こう聞こえてしまったようです。

「(初めての道でおろおろするなんて) 離婚ね」

熟年離婚を言い渡されるのではと密かに悩んでいたご主人、ついつい思わぬ (?) ほうの言葉を想起してしまったわけです。離婚だなどと言われたと思って、さぞかしショックを受けられたことでしょう……。こうならないためにも難聴には気をつけましょう、というお話でした。

おでん屋で再婚失敗

結婚にまつわる話では、こんなコマーシャルもありました。

シーンはおでん屋。バツ1同士のカップルが、いい雰囲気で飲んでいます。それでも、何となくもやもやした2人。実は、いよいよ再婚をしようとしている時期なのですが、互いになかなか切り出せないでいるのです。

男性のほうがとうとう意を決します。

「僕と再婚してくれないか」

それと同時に、背後でおでん屋の主人の声。

「はい、一丁！」

女性は答えました。

「ああ、ありますよ。大根！」

女性は難聴のせいで、とても大事な言葉を聞き逃してしまったのです。「再婚」と「大根」の聞き間違い。ついつい目の前の似たような言葉のほうを想起してしまったのです。結局その2人は、女性が補聴器をつけるまで再婚できなかったそうです。大事なときに大事なことを聞き逃してしまう難聴によって、大事な瞬間を逃してしまう。難聴は人生をも左右することがあります。

難聴が引き起こした嫁と姑の確執

一般的には、30デシベルより小さい音を聞くことができれば、5〜7メートルくらい離れた人とでも会話ができます。1メートル以内のひそひそ話を聞くのにも、30デシベル以下の聴力が必要です。難聴が進んで45デシベルまでわからなくなると、会話ができるのは2〜3メートルくらいの範囲までになってきます。本当はこのレベルの時には補聴器を上手に使い始めていてほしいのですが、実際にはそのレベルで補聴器をつけている人は限られています。さらに60デシベルまでいくと、1メートル以内でないと聞こえにくい状態になってしまいます。

日本の狭い住環境では食卓を挟んでの団らん程度なら、それほど大きなテーブルであることは少ないので、家族との会話はそれなりに楽しめます。そのため普段の生活で少し耳が遠いかなと自覚していても、まだ大丈夫ではと思ってしまう人が少なくないようです。

隣の部屋から襖《ふすま》越しに、「おばあちゃん！　新聞取ってきたよ！」と声を掛けても、返事をすぐしないとか、「なに？」なんて応答しかないようなら、難聴が始まっているかもしれません。でも多くの場合、そのようなシチュエーションだと、「聞こえているの⁉　はい、新聞！」と、おばあちゃんの目の前まで行くことが多いでしょうから、向こうも向こうで負けずに「聞こえているわよ！」と答えてしまい、忍び寄る難聴にお互い気がつけないままの状態が続いてしまうことが多いように思います。

家庭内のコミュニケーションは、1〜3メートル範囲のことがほとんどですが、扉を1枚挟むだけで、5メートル、7メートルの差になってきます。目の前で話しているときは聞こえていても、お嫁さんが廊下でバタバタしながら「じゃあ、お義母さん行ってくるね！」と言っても、そのお姑さんが難聴の場合は聞こえていないこともあります。テレビで朝のニュースなどを観ていたりすれば注意がそちらに行きますから、なおさらのことです。近くに行って、目を見て話しかけないと、聞こえていない可能性もあるのです。

これは、軽度難聴のお姑さんのいるお宅で本当にあったことです。お嫁さんは共働きでした。お姑さんは自分の息子に、「お前の嫁はあいさつもない。勝手にいつも、だまって出ていって……」と、愚痴をこぼすようになってしまったのです。

それでも息子が選んだ人ですから、本人には言うに言われず、「あの嫁は……」と、いつも不満に思っている状態です。本当は「聞こえない」のではなく、「あの嫁は態度が悪い」となってしまったわけです。本当は「あいさつができない嫁」じゃなくて、「あいさつが聞こえないお姑さん」ということなのですが、当事者にしてみれば、目の前ではちゃんと話せているわけですから、そういうすれ違いが起こってもおかしくありません。

本当は40デシベルを超えたら補聴器がないと困るはずなのですが、そういう方は本人も難聴に気づいていないことが少なくありません。周囲2〜3メートルのところが怪しくなりがちな軽度難聴の人は、同じ部屋にいてもうしろを向いているとわからないのです。ただ、目が合っているとわかるため、聞こえないことを難聴ではなく他人のせいにしてしまう。人間が動物として必要な距離感はだいたい一部屋を見通せるくらいですが、耳でも部屋の感覚がわかるくらいでないと、本当の意味では危険が察知できません。それで周囲は困惑するわけです。これは家族内で陥りやすい、皆さんがあまり気づかない落とし穴だと思います。

野外コンサートで内耳障害に

騒音性難聴に話を戻すと、大きすぎるヘッドホンの音のほか、若い人たちの間では、野外コンサートなどでも大きな音にさらされている危険があります。先ほど130デシベルだと30分でアウトだという話をしましたが、野外コンサートでスピーカーの前1メートルくらいに立つと、120デシベルくらいの音が出ていることがあります。今はそこまではありませんが、昔は渋谷の交差点でも、110デシベル以上の音が計測できたそうです。

コンサート会場などで舞台の上に立っている人も、相当な音を受けていると思います。2008年、歌手の浜崎あゆみさんが突発性難聴で左耳がほとんど聞こえない状態になったことが話題になりました。実際に私が診たわけではないのでなんとも言えませんが、そこには日頃の音楽活動を通じての騒音曝露の影響も少なからずあったのではないでしょうか。このことが問題となる以前は、多くの歌手の方が、片方の耳だけにモールドタイプのインカムをつけて、自分の歌声をモニタリングしていました。もう片方は裸耳で実際の舞台の雰囲気やバックの音楽を確認していたので、大音量の演奏をリハーサルや本番で何度も聞くことになり、耳はいつも、非常に過酷な状況にあったと推察されます。

夏のコンサートは脱水というリスクもつきまといます。おそらく過酷なツアー活動や無理がたたって、そのような問題が引き起こされたのではないでしょうか。その報道以降でしょうか、テレビを注意して観ていると、両耳にモールドをつけて、耳を積極的に守っている歌手が増えているように思います。耳は一度壊れると二度と元に戻すことはできません。若いうちから積極的に耳を守ること、何より騒音のない社会を築くことは、長寿社会に最も必要な処方せんです。

皆さんのように、歌手ではない観客の立場であっても、このような危険はいつも隣り合わせです。巨大なスピーカーのすぐそばの席で聞くこともあるでしょうし、アトラクションでは予想外の爆発音にさらされてしまうかもしれません。少なくとも、100デシベルの音の中に2〜3時間もいれば、有毛細胞に負荷がかかって、一時的な意味での内耳障害になってしまいますから用心が大切です。

さらに悪化させるお酒や煙草

さらにそのとき、お酒を飲んだり煙草を吸ったりしていると、状況はますます深刻になります。少量のお酒は循環改善にもなるので健康増進上はポジティブにとらえられますが、酔って気持ち良くなるくらいの量は、すでに健康増進の適量を超えています。神経が麻痺するほどのアルコールをとれば、疲れた耳にも負荷がかかります。さらに喫煙によって、酸化ストレスが亢進したり血管が収縮してしまう状態になれば、弱った神経にさらに血液が回りにくくなるわけですから、有毛細胞にとっては弱り目に祟り目でしょう。

コンサートが終われば終わったで、「良かったね〜。じゃあ、これから飲みにいこう！」と、さらに二次会でカラオケへ……などということもあるでしょう。そうなれば、耳は休むどころかまた大音量にさらされ、くたびれてしまうことになります。

ここがとても重要なところなのです。耳は大きな音にさらされると、一時的であってもその代謝が過剰になると、内耳で障害を起こします。内耳の有毛細胞は動きすぎると、ある段階で「これ以上は無理！」と、パタッと冬眠してしまうのです。冬眠している間に睡眠もちゃんととって環境が整えば、「また復活！」ということになるのですが、環境が整わないと有毛細胞は、ヘソをまげて、アポトーシス、いわゆる細胞の自殺をしてしまうかもしれません。皆さんもコンサートの後、耳がしばらく〈ワーーン〉と鳴っているような経験をしたことがあるのではないでしょうか。しかしそのときに、しっかり耳を休ませる時間があれば、やがてその障害はやわらぎます。静かなところでお酒も煙草もなしに、ちゃんと充分な睡眠やスポーツドリンクなどでの水分補給や電解質補正があれば、耳はそれ自身の力で回復してくれるでしょう。

後からも怖い虚血

コンサート会場で大音量の音楽を聴いている耳は、内耳を守るために始終、一生懸命に音を小さくするための仕事をしています。そう、車のアクティブ・サスペンションのような働きをするあぶみ骨筋で、うるさい音を抑制しているのです。

適度に調整された音の振動は、あぶみ骨を通過すると内耳のダンス細胞（外有毛細胞）へと伝わります。ダンス細胞にはアンプのような働きがあります。最大で1000倍も増幅できる優秀なアンプです。正確に言うと、有毛細胞内のプレスチンと呼ばれるモータータンパクの働きで音は増幅されます。モータータンパクは起動するのに、実にたくさんの酸素やカルシウムが必要で、特に酸素に対する依存度が大きいため、動きすぎて酸素が足りなくなると、ダンス細胞はすぐにくたびれてしまいます。ダンスをやめて、酸素が供給されるまでしばらく休んでしまうわけです。

大音量での熱狂的なコンサートの後の、「ああ、終わった〜」というその瞬間、踊りまくったダンス細胞はぐったりしています。あまりにはしゃぎすぎて、眠り込んでしまっている細胞もいることでしょう。ほっと安堵してリラックスすると、収縮していた血管が拡張しますし、水分補給はさらに血のめぐりを良くし、血流が普段の状態に戻りはじめます。休眠している細胞のところへ一気に酸素が供給されるのです。これは一見、回復にポジティブと思われる変化ですが、実は、細胞レベルでは危険な出来事を引き起こしている場合があるのです。

断食していた人がいきなりステーキを食べて、下痢をしてしまうようなものです。休眠していた有毛細胞を一気に酸素でお腹いっぱいにさせてしまうことは、「毒」以外の何ものでもなく、時にダンス細胞は再び目覚めることなく、そのまま死んでしまうことさえあるのです。

脳梗塞や脳卒中などと同じメカニズムがそこには作用しています。血液がきちんと回らずに虚血が起こると、自己防御的に神経細胞は自らの需要を減らし、血流再開に備えるのです。血流が再開したときに再び動き出せるように準備しているはずなのですが、断食状態の細胞は急激な酸素供給にかえって負担を感じてしまい、自爆したりするわけです。結果的に血流が長い間改善しないこともあるでしょう。

一般的には、1週間くらい虚血が続くと、もう神経は元に戻る余力も意志も失って、自殺（アポトーシス）してしまうと考えられています。突発性難聴の治療開始時期のタイミングが治癒成績に大きく影響しているのは、血流と神経の生理学的な関係によるものです。

ところで、一過性の脳虚血発作といったものは、神経そのものが即座に死ぬような病態ではなく、血栓によって血が行かなくなった神経細胞群が、省エネ体制あるいは冬眠体制に入ってしまうために生じるものです。そのため、血流改善をすれば、基本的には後遺症もなくすべての神経症状が回復する病気です。

症状が落ち着いてから病院で検査してみても、CTを撮っても、MRIを撮っても、何も出てこないのは当然と言えば当然ということになりますね。一瞬つまった血管も、そのときにはもう戻っているし、休眠していた細胞も復活しているから、画像を撮ってもなにも出てこないのです。

神経細胞の活動は一定の数が確保されていれば、少しばかり休眠している細胞があっても外からは、何も起こっていないように見えるからです。休眠細胞そのものは、形態学的に正常であり、機能的に休止しているだけの状態ですから、その判別を一般的なMRI検査などの画像診断で見極めるのは相当に難しいのです。

ところがそれから2～3週間後、もう一度MRIを撮ってみると、小さい脳梗塞が見つかることがたまにあります。血流の回復がないままであると、休眠細胞は結果として自殺してしまい、自殺した細胞は形態学的な変化を示しますから、MRIにも写ってくることもあります。CTで異常がないのに「2週間後に念のため、またMRIを撮りましょうね」というドクターは、その意味で親身な先生だと言えます。

たとえば、神経は100本全部動かなければいけないわけではなく、中枢で感作されている時には、そのうちの20~30本が動けばなんとか機能します。そのように、もともと人間の脳のシステムには冗長性があり、どこかが機能しなくても、ある一定の情報が入れば、それをカバーして機能するように働く仕組みがあります。

万一、MRIで小さな影が見つかったとしても、自覚症状がなければことさら大騒ぎすることもないし、何より大切なのは、残された神経細胞に充分な栄養が日々コンスタントに行き渡るよう、カロリー控えめな食事と適度な運動をきっちり守ることの方がよほど大切なのです。ついつい、不安が先行して薬を求めてしまいがちですが、抗高脂血症薬や降圧剤がなくても、カロリー制限や減塩でもそれなりに効果が上がることを忘れてはいけません。

耳の有毛細胞でも同じことが起こっています。動きすぎて酸欠状態になり、一時的な虚血が起きて有毛細胞が休眠してしまったとき、環境によっては時間が経ってから細胞の自殺、アポトーシスが起こってしまう。そしてその負担を軽減する方略は、脳の血管を守る習慣と実は全く同じなのです。

耳の有毛細胞や脳の神経細胞のこのようなふるまいは、「なにごとも中庸《ちゅうよう》がいちばん」というメッセージそのものです。

新しいタイプの難聴⁉

騒音性難聴は「騒音を聞きたくない脳が、騒音に反応しなくてもよい神経回路を作る環境適応で生じるのでは」と考えているアメリカの生理学者がいます。

今まで、騒音性難聴は騒音によって有毛細胞がくたびれて起こるものだと考えられていたのに、それは嘘だったのでしょうか？　怪訝《けげん》に思う読者の方もいるかもしれません。しかし、いくつかの動物実験の研究から、虚血や有毛細胞の休眠とは全く異なるメカニズムが関与していることも明らかになってきました。

たとえば、車がたくさん通る大きな道路沿いのマンションに住んでいる人など、「よくこんなうるさいところに住んでいるなぁ」と思いますが、本人は全然気にしていなかったりしますよね。実際、そういった人たちは、ある特定の音色やリズムに対して難聴になっているようです。そういうときの騒音レベルは意外と小さく、工場ほどの騒音ではありません。一般的には75デシベル以下の騒音は大丈夫と考えられていますが、実際には有毛細胞の過剰な代謝で生じる難聴以外にも聞こえを悪化させる要因があるようなのです。

それは「脳の可塑性」という、霊長類、その中でも特にヒトに特徴的な脳の学習能力向上システムが誤作動することで起こります。

脳波などを用いた他覚的聴力検査では正常なのに、純音聴力検査のような自覚的聴力検査だと「聞こえません」という人がいます。そういった機能性難聴とか心因性難聴とか呼ばれる「心＝脳」の不安定要因から生じる難聴は、昔からよく知られていました。学童期の、ちょうど小学校高学年くらいの時期に、特に利発でまじめなタイプの女児に、この難聴が見つかることが多いようです。しかし、その大半は小児難聴の専門医などのカウンセリングを通じて両親の安心が得られると、そのうちに治ってしまいます。

話を戻しますが、難聴は耳だけの問題ではないのです。長く連れ添った、しかしあまり仲の良くない夫婦間でよく生じる、「呼んだ、呼ばない」「聞いた、聞かない」の類《たぐい》の口論。関心をなくした対象の音を、脳は容易に無視することができます。その人だけに備わった高次脳による選択的注意（選択的無視）の機能が、妻の声だけに作動する……、好奇心や興味がなくなった対象を見事にないものにしてしまうこともできる脳の働きが、このような事態を生み出すのです。

しかも、耳と脳は常に神経回路でつながり、耳から脳へ、脳から耳へと相互に通信しています。この相互通信があってはじめて、末梢も中枢もその活性を正常な状態に維持していますから、ひとたび耳が壊れれば、それに対応する脳の一次聴覚野の部分が衰えますし、その逆に、中枢での無反応が長く続くと、耳の神経が休眠し、アポトーシスする可能性さえあることが近年の研究データから明らかになってきました。

都市化と難聴

戦争もなく平和な日本においては、労働環境の改善と共に騒音問題も解決したかにみえますが、しかし、事はそう簡単ではないようです。人口密集地に近接する国道や電車の騒音など、都市化に伴う新しい騒音問題が生じているからです。このような騒音問題を解決するには、社会インフラの在り方として政治が取り組まねばならないのに、その解決の目処《めど》はまったく見えてきていません。

行政はやりやすいところから規制を始めています。自動車や二輪車の騒音規制がそれです。騒音の音源を管理すれば騒音も減るだろうという考えのようです。現在、バイクの騒音は74デシベル以下にすることが求められています。これは世界で最も厳しい規制値で、そのため２００９年以降、海外からそのままの仕様のバイクを輸入することができなくなりました。私を含め多くのビッグバイクファンは、そのことに落胆しています。

「耳を傷めるのが騒音」「皆がうるさいと感じるのが騒音」という目安が75デシベル以上とするその定義に、異論を挟む人はいないと思いますが、移動する車やバイクの騒音を、至近距離で計測して規制するのには違和感があります。また新車購入時だけ厳しくしても、効果が確認できるようになるのは、いったい何年先になるのでしょうか。実際に町ゆく規制前の車両を見ていると、この騒音規制が本当に社会全体の健康増進を目標にしたものなのか疑わしく思えてきます。われわれが実際に騒音にさらされているその瞬間、その場面を評価し規制する工夫がなければ、騒音難聴のない社会は構築できないでしょう。

もしかするとこの本を読んでくださっている方の中には、「私はのどかな田舎暮らしをしているので、難聴の原因の騒音はないから安心」と考えている方がいるかもしれません。ところが、今、都市よりも地方の方で難聴者が増えているのです。田舎がかつての田舎ではないほどに都市化して、住環境における騒音問題が悪化していることがその理由のひとつです。文明の利器である車を安易に多用している、そんな生活習慣も影響しています。地方の人は、車依存型の生活の中で、間違いなく都会の人より歩かなくなっているのです。

都市化とモータリゼーション、そしてそれに伴うライフスタイルの変容が難聴者を増やしているとする意見は、けっして的外《まとはず》れではないのです。電車網が充実していて、渋滞もひどい都会暮らしは、自然に歩く機会を増やします。むしろ、東京ほど元気な老人が多いという状況が生まれているのではないかと思います。今まさに、本当に深刻なのは地方だと私は考えています。

耳を休ませるインテリア

そんな騒音に溢れた生活の中で、いかに耳を守り、耳を休ませるかはとても大切です。たとえば、電車などではノイズキャンセリングのヘッドホンで静かな音楽を聴いたり、あるいは耳栓をしたりなどといった対策がいいでしょう。これからも一生つきあっていくことになる耳ですから、そうやっていたわる気持ちをもつことが、難聴の予防と進行をくい止める第一歩です。また、外ではなかなか耳を休めることができなくても、一日の最後に、自宅でゆったりと静かな時間を過ごすことができればそれもよいでしょう。

自宅で安らぐときのポイントは、残響や反響をできるだけ少なくすることです。つまり、インテリアの工夫による吸音がポイントになります。

たとえば、会社などでよく使われている硬いスチールの机は、たたくと〈コンコン！〉とよく響きますよね。それは吸音性がほとんどないために音をそのままはね返してしまうからです。また壁も、コンクリートの打ちっ放しのようなものは一見おしゃれですが、その中でずっと話していると音がカンカンと行ったり来たりはね返って、あまり気持ちの良いものではありません。もちろん充分な天井高や空間容積があれば違ってくるのでしょうが、われわれの住環境レベルの天井高や空間容積では、コンサートホールのような残響を期待することは無理でしょう。

木と紙、畳とふすまでできた建物で永らく生活してきた日本人は、欧米の乾いた質感の音環境よりも、少ししっとりした、反響や残響の目立たない空間を好む傾向があるようです。しかし現在、多くの人が住まうマンションなどの集合住宅では、そのようなしっとりした音環境は、意識的な工夫がなければ作り出すことができません。

たとえば、壁にクロスや和紙が貼ってあるだけで、室内の響きはだいぶ変わってきます。フローリングのリビングは妙に音の響いてしまう環境です。カーペット一枚敷くだけでキンキンした環境が変わりますが、アレルギーや喘息を持つ家族がいたりすると、なかなかカーペットというわけにもいきません。そんなときは天井に吸音ボードを張るだけで、カーペットを敷いたのと同じように音の不快な共鳴を抑えることができます。テーブルにはちょっと一枚クロスをかけるだけで、吸音性が高まり、落ち着く空間になります。

日本人はもともと、畳やふすま、障子など、吸音材に囲まれたような生活をしていたわけですから、その工夫を上手にマンションに持ち込めれば、高齢者や難聴気味の人にも最適な「音」住環境を作り出せるでしょう。

あとは天井の高さの問題もあります。海外のホテルなどで何とも言えないゆったり感があるのは、あの天井高も少なからず影響しているのです。マンションの見学などに行っても、いいなぁと思うところは、だいたい天井高が2・6メートル以上はありますよね。2・6を切ってしまうと、音が行ってからはね返ってくる感じが急に悪くなるようです。

余分な共鳴や残響は、インテリアの工夫で解決することができます。そしてそのすばらしい環境で、音楽のある生活を心がけることがとても大切になってきます。静寂は耳鳴りを引きおこす最大の要因だからです。静寂になりすぎないライフスタイル。音楽の大切さについても少しお話ししましょう。

音響の良い劇場、悪い劇場

この10年で、東京にはホテルがずいぶん増えました。特に海外からの高級ホテルの進出は目覚ましいものがあります。インテリア、サービスといった分野のコンセプトの違いに圧倒されますし、その空間デザインゆえに、ロビーにいるだけでも海外に行ったような気分にひたれるところが少なくありません。吸音にしても音響にしても、欧米の価値観がよく反映されています。帝国ホテルのロビーは人で混み合っていても、一種独特の静寂を醸し出していますし、コンラッド東京はその逆に、乾いた無機質な音が演出されているように思います。ヨーロッパ独特の乾いたイメージは、乾燥しがちな高層階ほどうまく演出されているように思います。

もちろんそれぞれに好き嫌いがあるのも事実でしょうが、このような環境には建築家固有の価値観が色濃く反映されていて、「音空間」としてみても、独特の残響効果が生み出されています。建築家の個性を体感したいなら、ぜひ上野に足を運んでください。築地本願寺の設計も手がけた建築家・伊東忠太の手による国立科学博物館と、近代建築の巨匠ル・コルビユジェによる国立西洋美術館に、東洋と西洋の違い、「音空間デザイン」の差異を感じ取れると思います。

そういった音響デザインの個性がいちばんよく出るのが、コンサートホールです。同じ演奏家の同じ演目でも、ホールが違うだけでずいぶん印象が変わります。

たとえば、サントリーホールとかオーチャードホール。天井や壁をつぶさに観察してみると、いろいろな工夫がなされています。折り紙のような作りの壁になっていたり、貝殻のような作りの構造物が貼り付けてあったりと、いろいろです。そうした作り込みで、ホールの個性が生まれています。残響などの音響設計の効果で、こういったホールはいつもすばらしい音を聴衆に提供してくれます。

しかし、このようなホールなら、どんな楽器でも美しく響くというわけではありません。弦楽四重奏やチェロの独奏といった場合、大きなホールが相応《ふさわ》しくないときもしばしばあります。楽器や楽団のサイズに合わせたコンサートホール選びこそ大切なのです。

たとえば、私が好きな上野の東京文化会館小ホール。チェロの独奏や弦楽の四重奏を聴くには、日本で最高の場所だと思います。

このホールは近代建築の巨匠、ル・コルビュジェに日本人として最も早く師事した、建築家・前川國男の手によるもので、その個性的な残響効果が高く評価されています。ホールは小さく、壁面が石作りになっているので、高い音まで伸びやかに反響します。残響時間は1・6秒なのですが、その石作りの壁を音が対角線上に飛び交う効果と相まって、弦楽器はとてもすばらしく響きます。

高い周波数成分の減衰が少ないので、弦楽器固有の高調波の音の伸びやかさがひときわ目立ちます。さらに、オリジナルの設計の良さでしょうか、散乱や混濁といった歪《ひず》みもほとんどなく、音はよく響きます。

バイオリンやチェロといった弦によって紡ぎ出される音には、もともと高い周波数の音が多く含まれています。脳生理学者のメェラーの言うところの、脳に必要な4800ヘルツ以上の音、あるいはフランスの耳鼻咽喉科医トマティスが言うところの、心地良い3800ヘルツ前後の高調波成分の音色が充分に味わえるのがこのコンサートホールでしょう。

本来、小ホールは、波長の短い、つまりピアノと比べると弦が短いバイオリンやチェロの音を美しく聴かせるために生まれたものですが、最近はそんなホールに、長尺の大ホール用ピアノを持ち込む演奏家も出てきました。日本人のスペック至上主義的な不見識が、音楽の世界にまで悪い影響を及ぼしているような気がしてなりません。ホールサイズからみれば、弦の短いスタインウェイのC－227や、ひょっとするとアップライトを置くほうがいいのではと思うのは、私だけでしょうか。

ピアノは弦を叩いて音を出す楽器です。弦が長いと波長は長くなり、調律にもよりますが、高い音の場合は多くの干渉波が発生します。つまり、ピアノ自身が残響を生み出すということです。このように、ホールの残響に応じて最適な「弦の長さ＝楽器の種類」も決まっていきます。多くのコンサートホールが、大ホールと小ホールの棲《す》み分けを前提に作られていることは疑いなく、小ホールでのチェロの独奏が一番であることは当然のことです。ですから、大ホールにあるようなピアノをそんな場所に置いてしまうと、干渉波ばかり多くなり、弦が情感に満ちたメロディを自然に紡ぎ出すことができなくなるのではと心配です。

突発性難聴は1週間が勝負

突発性の難聴についても少しお話ししておきましょう。突発性難聴は、ストレスに伴う内耳の微小循環不全や血栓などが原因で生じると考えられていますが、その詳細はまだ、はっきりとわかっていません。しかし、血管の炎症や酸化ストレスの亢進がその引き金になっていることは疑いなさそうです。

たとえば、内耳へ行く血流に血栓のようなものができて血液が行かなくなれば、有毛細胞には一時的に栄養が供給されなくなります。先にも説明したように、そうなると有毛細胞は休眠してしまいます。次の血流が来るまで、何の反応もせずに休んでいる状態です。治療や何かのきっかけで血流が戻ったとしても、休眠していた有毛細胞は単純に復活するわけではありません。一定期間以上の休眠状態が続いたり、血流の再開が急激すぎて大量の酸素や栄養が一気に来てしまうと、アポトーシスという自殺を選んでしまう場合もあるのです。

突発性難聴になってしまった患者さんに医者が「治療は最初の1週間が勝負です」と説明するのは、有毛細胞が反応してくれる時間に限りがあるからです。医師の指導に従いすぐに治療するかしないかで、その後の状態は大きく変わってしまいます。

突発性難聴の治療には、副腎皮質ステロイドホルモンや、循環改善の薬が投与されます。血管がつまることで生じた酸化ストレスを軽減する目的で、ビタミンEを投与することもあります。活性酸素から攻撃を受けると、血管は傷み、炎症を起こし、けいれんすることもあります。そんな障害にさらされている血管は内耳に充分な栄養を送れませんから、いずれ有毛細胞は休眠状態に追い込まれ、自殺してしまうのです。そして、突発性難聴の症状は急速に固定化し不可逆的に進んでいきます。

突発性難聴による有毛細胞の障害は、不可逆な変化で、外有毛細胞だけでなく内有毛細胞にも強く障害を及ぼします。そのため、音をパルス・コーディングしている構造も壊されてしまい、音は聞こえても「違う音に聞こえる」とか、「歪んで聞こえる」といった後遺症を残してしまうことが少なくありません。単音節の音が違う音に聞こえてしまう「異聴」という現象です。

本当は千差万別の耳鳴り

ここまでいろいろと説明してきましたが、耳鳴りや難聴は患者さんそれぞれにより原因や症状が異なっていて、簡単にひとくくりにはできない複雑な病態であることはわかっていただけたと思います。

たとえば、ほかにも難聴を引き起こすものでは、「外《がい》リンパ瘻《ろう》」という病気があります。鼻を強くかんだときや気圧が変化したときなどの影響で、内耳の中の圧が急激に変化し、「内耳窓《そう》」と呼ばれる内耳の膜がプチッと破れ、リンパ液が漏れ出し、難聴になってしまう病気です。リンパ液の水漏れで、そこに漂っているはずの有毛細胞は干上がってうまくゆれることができなくなり、耳鳴りや難聴、ときにはめまいを引き起こします。

通常、内耳のリンパ液は、枯渇することがないよう常に供給されるような構造をしていて、供給と同時に排出もしています。内耳はそんな循環システムによって、いつも新鮮なリンパ液で満たされています。リンパ液のこのような循環が不良になると、リンパ液を排泄できず、内リンパ水腫と呼ばれるパンパンに腫れた状態になってしまいます。めまいや難聴の原因のひとつである「メニエール病」の病態は、この内リンパ水腫にあたります。メニエール病の場合は、水を抜くことが治療の目的になるので、利尿剤が処方されることがあります。利尿剤には耳鳴りという副作用があるにもかかわらず、メニエール病の治療に使われているのはそんな理由があるからです。

耳鳴りを引き起こす外リンパ瘻とメニエール病。比べてみると、耳の中ではまったく正反対のことが起こっています。「耳鳴りをなんとかしてください！」と訴えるだけでは、医者はとてもその病態の本質を見極めることはできません。私はよく、耳鳴りやめまいで受診された患者さんに、「耳鳴り（めまい）という言葉は使わずに、今困っている状態を説明してください」と聞きます。それは耳鳴りが、非常に多様な背景因子を持っていて、時には耳をいくら調べてもその問題が見つからないという、とても複雑な病態であることを知っているからです。

耳鳴りの音色や大きさ、気になり方や持続時間などをいくら追求しても、その本質はなかなか見えてきません。私自身、「いったい耳鳴りは、本当に耳鼻咽喉科医が診るべきなのだろうか」と叫びたくなるときもあります。

しかし、耳鳴りのほとんどは難聴を伴っていて、しかもその難聴には、手当てが必要なことがほとんどです。うつや動脈硬化など多彩な病状も伴う耳鳴りですが、今のところ耳鼻咽喉科医が総合力を高め、取り組むほかなさそうです。

読者の皆さんは、ぜひ信頼できる先生のところに根気よく通いつめ、ひとつひとつの問題を解決していってください。いろいろな医療機関を渡り歩くドクターショッピングをくり返すことは、けっして賢い選択ではありません。昔からよく言われるように、「名医は患者によって育てられる」のですから。

第五章　耳ストレスを軽減する方法

音楽にある1／fの癒し

２００６年にキアヌ・リーブス主演でリメイクされた映画『イルマーレ』の中で、クリストファー・プラマーが演じた建築家の父は、キアヌ・リーブスが演じる息子と、採光の問題など建築に関してのさまざまな議論を交わしていましたが、そのときぽつりと、こうつぶやきます。

「音楽のない人生なんて……」

音楽にはわれわれを心地良く、豊かにしてくれるパワーがあります。音を聴くことは、リズムを味わうことでもあります。リズムがなければ会話は弾みませんし、音楽も楽しめなくなります。

音の信号は内耳、聴神経を経て、脳内の扁桃体や海馬をダイレクトに刺激します。喜怒哀楽・情動をつかさどる扁桃体や、記憶の座である海馬を刺激することが、脳の活性化にとっては重要です。特に扁桃体への感覚刺激の入力は、癒しやくつろぎといった、ヒトの感性への影響が大きく、数ある音楽の効果の中でも、この部位が刺激されることが最も大切であると私は考えています。

脳を磁気刺激する研究によって、高頻度刺激で「抑制」、低頻度刺激で「興奮」がもたらされることがわかっています。具体的に言うと、1秒に1回の低頻度刺激は脳を興奮させ、1秒に20回の刺激は逆に脳機能を抑制するのです。頻度が高いほうが活性化されるのではと考えがちですが、ロールブラインドの調節ひもをぞんざいに扱うとブラインドが一気にくるくると巻き上がってしまうように、刺激を受けた領域の脳神経の活動は、過剰な刺激を受けると一気に制御不能となり、燃え尽きてしまいます。どうやら脳神経細胞は、1ヘルツから速くてもせいぜい20ヘルツくらいまでの感覚入力や刺激があるときだけ、効率的な興奮を示すようなのです。

われわれの体の中からは、いつもいろいろなリズムのノイズが発生しています。たとえば、心音です。規則的に、まるでクオーツ時計のように正確なリズムで鼓動しているように聞こえます。この鼓動の周期は、運動したときや興奮したときは、2倍強くらいまで速くなることもありますが、安静時のリズムの基本は1ヘルツです。

脳の中にも、このように周期的に活動する神経細胞群があります。安静時やリラックス時に観測される脳波の主要成分・アルファ波がそれです。アルファ波の場合は、8ヘルツから12ヘルツくらいの幅を持って変動して出現する信号として観察されますが、その周期の時間相関を見てみると、ある規則に基づいていることがわかります。実は、一見規則的な心拍も、ある振れ幅で変動しているように見えるアルファ波のどちらも、そのリズム特性が「1

／ｆゆらぎ」のパターンになっているのです。

体は、心拍リズムの高まりとともに活動性が増します。心臓の活動は、脳の活動とも相互に影響を受け合っていますから、心拍リズムが適度にアップテンポになれば、扁桃体は刺激され、活性化するでしょうし、頭ばかり酷使して、いっぱいいっぱいになれば脳波の周期もアルファ波からよりリズムの速いベータ波が優位になってしまい、脳の中で、扁桃体は過剰に興奮してしまうのではないでしょうか。

ヒトの生体リズムは、心臓であれ脳であれ、適度な「中庸」のリズムで活動していないと、そのバランスを崩します。１／ｆゆらぎのリズムは、このヒト固有のリズムを保つための鍵なのではないかと私は考えています。

さて、この１／ｆゆらぎですが、そもそもは、電気回路から発生する雑音をいかに除去するかという、電子工学の研究の中で発見されたノイズのひとつです。１９６０年代頃の研究者は、この１／ｆゆらぎを不要な信号と考えていて、このノイズをいかに取り除くかに腐心していたようです。しかし、その後の多くの研究で、心拍や呼吸音、あるいは脳神経の電気活動にまで１／ｆゆらぎが観察されることがわかり、生体に不可欠な、何らかの重要な意味をもつ信号と考えられるようになりました。いまだにその起源は明らかにされておらず、その解釈は様々で、１／ｆゆらぎはなお、研究テーマとしてフロンティアです。

1／fゆらぎは、クラシック音楽のほか、波濤の音、川のせせらぎなど、環境音のリズムにも含まれています。特に、クラシック・オルゴールの奏《かな》でる音楽や、平均律音階が生み出される以前のクラシックの楽曲で、1／fゆらぎがより強く現れるようです。

このような現象論的な観察を通じて、1／fゆらぎは心地よい音に含まれる基本定理として、皆に注目されるようになったのです。そもそもはノイズとしてゴミのように扱われていたものが、実は人を癒すための大事な要素であった。そのような価値を初めて見いだしたのは、日本の科学者である武者利光《むしゃとしみつ》先生（脳機能研究所・東工大名誉教授）です。私は、十数年前、耳鼻咽喉科医ながらも、彼の研究所で、短い期間でしたが脳電図や1／fゆらぎの領域の研究に触れ、そのことが今、耳鳴りの臨床に関わる段になって、非常に役に立っていると感じています。

ところで最近、コンピュータのDSP処理で作成されたオルゴール音楽があふれていますが、実際にシリンダーやディスクを回転させないで作り出した音色では、充分な1／fゆらぎは生まれていないように思います。

扁桃体とアミダラ

「扁桃体と耳鳴りは、密接な関係にあるのです」という説明を始めると、患者さんによっては「そうですか。でも僕、前に手術で取っているので、それは原因じゃないと思いますよ」と、即座に返答してくる方がいます。しかし残念ながら、それはおそらくのどちんこの両わきにある「扁桃腺」です。扁桃体と扁桃腺は解剖学的にはまったく別物です。

扁桃体は、脳の中、それも大脳皮質よりもさらに奥の奥にある、大脳辺縁系《だいのうへんえんけい》と呼ばれる古い脳を構成している構造物です。ちょうどアーモンドくらいの大きさと形をしていて、左右にそれぞれひとつずつ座しています。ここにはその他に、記憶との関係で有名な海馬もありますし、その役割がまだ研究途上である、視床《ししょう》や大脳基底核《きていかく》などもあります。

これらは複雑なネットワークでつながっていて、体の末梢から入力された感覚情報、つまり五感を一手に引き受けているのです。そして五感から得られた情報に喜怒哀楽や快不快などの情意的な意味づけを「直感的」に行っているのが、この扁桃体です。

余談になりますが、扁桃体はラテン語で表すと「Amygdala」、読みは「アミダラ」です。映画『スター・ウォーズ　エピソード3　シスの復讐』に出てくるパドメ・アミダラ元老院議員も、その名前が「アミダラ」です。ナタリー・ポートマンが演じたアミダラは、常に「判断に迷ったとき、人として美しいかどうか」を基準に決断を下す元老院議員の役を、見事に演じていました。それはまさしく扁桃体の持つ性質を表していて、私も興味深く映画に見入ったことが思い出されます。

扁桃体に入力された感覚情報は、その段階では「素のまま」の情報です。そこに、どのようにして、直感的に情意的なラベルを貼り付けることができるのでしょうか？　扁桃体に対する電気刺激や磁気刺激の研究から、少しばかりですが、その正体が垣間《かいま》見えてきています。

扁桃体は、1秒間に20回以上の頻度で刺激を与えると燃え尽き、その刺激に反応しなくなります。そして1秒に1回から5回くらいの頻度のときは、逆に、非常に活発に活動します。そのことが、スナネズミの実験から明らかになりました。

最近ではヒトでも、磁気や電気によって1秒に1回から5回くらいの頻度で脳に刺激を与えると、うつ病が改善されることがわかってきました。そして、扁桃体の機能がバランスを失っているときには、セロトニンという脳内化学物質が不足する状態になることも明らかになりました。扁桃体のリズムが1ヘルツから20ヘルツの間にないと、うつ状態や過敏状態に陥りやすいのではないか、そんな研究が今まさに行われています。

しかし、脳の中に電極を入れて電気刺激するとか、TMSと呼ばれる特殊な装置で外から脳を刺激したりしなくても、末梢感覚器がまだまだ健康な人なら、感覚刺激だけで充分にこの扁桃体を刺激することができます。特に、1／fゆらぎの音には、20ヘルツ以下の周波数成分が充分すぎるほど含まれていますから、耳からの聴覚刺激でも、充分に扁桃体を刺激できるはずです。豊かな表情をもつ楽曲が、情操教育や音楽療法に広く用いられているのは、そのことを強く示唆《しさ》していると思います。

人それぞれに好きな音楽を聴いて気分が良くなったり、ワクワクしたりするのは、おそらく、その人その人の、その時の扁桃体リズムとその音楽との相性という要素が、強く含まれているのだと思います。

うつに対する音楽療法に比べると、耳鳴りに対する音響療法で使われる音源は、そんなにバリエーションがありません。ただ、耳鳴りや、耳鳴りを伴う不眠や不安を訴える人は、皆共通して軽度の難聴を持っています。特定の音色が聞き取れなくなっているゆえに、扁桃体のバランスが崩れるという仮説が成り立つのなら、1／fゆらぎ音は、耳ストレスを解消するための有力なツールになるのではないかと、私は考えています。

モーツァルトの癒し効果

それでは、どんな音に1／fゆらぎが含まれているのでしょうか。具体的には、どんな音楽を聴けばいいのでしょうか。不思議なことに、モーツァルトの楽曲の多くに、この1／fゆらぎが含まれていると言われています。モーツァルトの音楽を聴くと、脳内でドーパミンが出たり、GABA《ギャバ》（γ《ガンマ》－アミノ酪酸《らくさん》）が出たりするということも言われているので、やはりモーツァルトが、何らかの形で脳に働きかけていることは間違いなさそうです。

　モーツァルトの楽曲の特徴とはなんでしょう。そこには他の作曲家とは違う、いくつかのポイントがあります。彼が多くの作品を手がけることができた背景には、幼小児期から天才として、ヨーロッパ各地を巡業したことが大きく影響しています。

　モーツァルトの時代は、鍵盤楽器としてのピアノの最終形が出来上がりつつある時代でした。弦楽器などのアナログ楽器メインの時代から、ピアノという12音階のデジアナ楽器が取って代わる。そんな過渡期に、彼は訪れたプロバンスの民謡を、耳をたよりに次々に楽譜に書きとめたと言われています。彼の楽曲の特徴は、今で言うところのサビの繰り返し、リフレインの技法を巧みにつかった作曲をしているところです。

　脳機能研究所の協力研究員だった頃、私はいくつものモーツァルトの音楽CDを手に入れ、1／fゆらぎ解析をしました。多くのモーツァルトのCDで1／fゆらぎを確認することができたのですが、実際には、1／fゆらぎのないCDもいくつかありました。曲の長さや演奏者や演奏したホールなど、様々な要素が関与していたことを覚えています。単にモーツァルトを聴けば良いというわけではないことは、世界的に有名な科学雑誌『ネイチャー』で報告された「モーツァルト効果」が、その後の追試で確認できなかったという事実からも納得がいく話です。音楽の癒し効果は、楽譜という「もの」ではなく、演奏者の表現力や感性といった、「こと」に色濃く影響されているようです。

月のリズムと1/fゆらぎの関係

一日24時間のリズムは、「サーカディアンリズム（概日《がいじつ》リズム）」と言います。われわれは、この月と地球の自転の関係から生まれているリズムに合わせて、日々の生活を営んでいます。しかし、本来の人の生体リズムは、24時間ではないのです。個人差があり、およそ25時間から30時間くらいです。ですから、人は、どこかで上手に一日の始まりをリセットする習慣を持っていないと、だんだん夜更かしするようになります。

サーカディアンリズムの乱れからくる睡眠障害は、抑うつ状態を生み出しますし、ひどいときには、うつ病にさえなってしまいます。生活リズムを守ることはとても大切なのです。ちなみに、規則正しい朝ご飯の習慣や、朝日を浴びてのウォーキングは、サーカディアンリズムのリセットにとても効果があると言われています。母親が、寝坊した子どもの部屋のカーテンを開け放ち、布団を引きはがすのは、実に道理にかなった「親心」なのです。

地球と月の関係がもたらすこの24時間周期に、もっともシンクロして反応しているのが「波」です。海は月の引力に影響されて潮汐《ちょうせき》、つまり大潮や小潮といった変化を示し、地球の自転で生じた風が潮汐の変化にさらなる表情を重ね、「波」という、われわれが視覚と聴覚で感じ取れる変化をもたらしています。この波のリズムに、最もパワフルな1／fゆらぎが含まれています。「波＝1／fゆらぎ」と言ってもいいくらいです。海辺を散歩するだけでゆったりとした気持ちになれるのもそのためです。

音楽にせよ環境音にせよ、そして実際の波の音にせよ、1／fゆらぎのリズムに触れることで、われわれは24時間のリズムを体のどこかで感じ取り、本来の自分のリズムへと回帰するきっかけになっているのではないでしょうか。

一生で打つ数が決まっている鼓動

体の小さなネズミは頻脈《ひんみゃく》で短命、体の大きなゾウは徐脈《じょみゃく》で長生き。本川《もとかわ》達雄先生の『ゾウの時間ネズミの時間』（中公新書）で紹介されたように、ほ乳類の心拍数は、一生涯で20億回と言われています。そして、その心拍は1／fのリズムで力強く鼓動しています。ゆったりとした心拍が生み出す鼓動は、まるでゆるぎなく永久に続くようです。

聴診器を胸に当てれば、お医者さんでなくとも、その力強い心臓の鼓動を確認することができます。泣き叫ぶ赤ちゃんでも、お母さんの胸に抱かれ、心拍音を聞くことで落ち着きを取り戻します。心臓の鼓動の生み出すリズム「心拍＝1／fゆらぎ」は、きっと最強のヒーリングサウンドなのでしょう。ところが、われわれは普段、自分自身の鼓動音を、空気伝導はおろか、骨伝導でさえ聞き取ることができません。

人の一生を通してみれば、おそらく20億回の鼓動もきちんと1／fのリズムに収まっていることでしょう。病気やストレスが、軽めの有酸素運動や瞑想・リラクゼーションによって回復するように、生体のリズムは、常に1／fゆらぎに収束していくように見えます。

1／fゆらぎのある会話とは？

漫画家の故赤塚不二夫さんが順天堂医院で闘病中に、お見舞いに伺った時の話です。妻の眞智子さん（故人）が、「ひとりのアナウンサーがひたすらに語り続けるスタイルの北朝鮮中央放送を聞くと、不二夫は落ち着くんです」というお話をされていました。

人は、呼吸のリズムに合わせるように会話をします。心臓は、けっして心臓の拍動とけんかすることなくリズムを保っています。心臓は、肺から送られてきた酸素いっぱいの血液を全身へ送るのがその主たる仕事ですから、呼吸が乱れれば心拍も乱れますし、心拍リズムが乱れれば、血液を栄養源としている体の隅々にまでも影響が及ぶでしょう。

そんな心臓と肺の密接な関係からでしょうか、私が行った音声の1／fゆらぎの研究でも、朗読の音声や、朗々と歌い上げる邦楽の素謡《すうたい》のリズムの中には、1／fゆらぎが溢れていることを確認できました。「大東島沖、北緯、33度、23パスカル……」と、永遠にやっているような気象通報のニュース音声にも、1／fゆらぎは含まれています。実は、同じ話者がよどみなく話す声には、1／fゆらぎが含まれているのです。よく「政治家の力は演説力である」と言われますが、オバマ大統領が大統領候補として遊説したその声にも、聴衆に安心感をもたらす1／fゆらぎが含まれていたことでしょう。

一方で、選挙運動の街宣車から聞こえる声は、いつも不快に感じるものです。その政治家が、心からのメッセージを送っていないためではありません。実は、その音声の出力方法に問題があるのです。

音のリズムは、音源が移動すると変化します。そう、高校の物理学で習った「ドップラー効果」です。せっかくの名演説であっても、音源が動けば、そのメッセージから、音声に必要な心地よいリズム「1／fゆらぎ」が奪われてしまうのです。移動する街宣車からの演説が胡散臭《うさんくさ》く聞こえるのは、感情に届きようもない乱れたリズムの音声だからなのでしょう。そういうことを知ってか知らずか、選挙のときの街宣車からは「○○○をよろしくお願いします」といった、リズムも何もない、絶叫の繰り返しだけが聞こえることが多いようです。

古代から行われてきた音楽療法

聴覚について考えるうえで、日々われわれを楽しませてくれる音楽というものの存在は、非常に興味深いものがあります。1／fゆらぎも、この音楽との関係が議論されているところですが、医療やケアの場面でも、いわゆる「音楽療法」は現代社会で市民権を得て、さまざまな領域で活用されています。

この音楽療法は、古くは先史時代、宗教的な儀式で「神をなだめる」ため、また病人の「悪霊を祓《はら》う」ため、ある種の治療目的で盛んに使われていました。紀元前5000年頃の古代エジプトでは、僧侶や医師たちが音楽を「魂の治療薬」とし、医療に詠唱《えいしょう》活動が取り入れられていたようです。また古代ギリシャでも、アリストテレスなどは「音楽には情動を発散させるカタルシス効果がある」と言い、プラトンは「音楽は魂の薬である」と言いました。

その後も、西欧ではさまざまな音楽療法があったことが散見されますが、ルネサンス期から合理的な医学への取り組みが始まり、18世紀後半には自然科学的医療の発達によって、音楽は医療として扱われなくなりました。ただ、音楽の効用については19世紀にかけても認められ、20世紀半ば頃から、音楽療法は科学的に研究されるまでに至りました。それは2つの世界大戦で負傷した兵士たちに、音楽療法が功を奏したからだと言われています。アメリカでは1940年代から、大学でもこの療法を専門にする音楽療法士の養成が開始され、イギリスでも、それから10年ほど遅れて始まっています。

日本に音楽療法が伝えられたのは１９６７年、イギリスの音楽療法士でチェリストであったＪ・アルヴァンが、東京学芸大学の講演会で話したのが最初です。２年後、再び来日したアルヴァンは、東京や大阪で障害児の音楽療法実践を披露しました。その後、日本でも全国各地に研究会ができ、病院や施設で実践されるようになっていきました。アルヴァンは音楽療法を次のように定義しています。

「音楽療法とは、身体的、精神的、情動的失調をもつ成人・児童の治療、復帰、教育、訓練に関する音楽の統制的活用である。音楽療法は音楽の機能であって、音楽そのものを目的としていない」

われわれ耳鼻咽喉科医の世界でも、「音響療法」と呼ばれる方法が実践されています。これは「音楽療法」とは違うものだとする先生もいますが、私は実態として見れば、それらはほとんど同じものであると思っています。そう言うと、それは医療なのか代替医療なのかという議論になってきて、またぞろそこに医者はこだわるのですが、効果があればどちらも同じではないでしょうか。音楽療法は「うつ病・神経症・人格障害の対象」でも、良好な効果が報告されています。いずれも耳鳴りに随伴する症状ですから、ふたつを全く切り離して考える必要はなさそうです。

効果が期待されるＴＲＴ療法

私の勧めている病院には「耳鳴り外来」という完全紹介・予約制の専門外来があります。ここでは、音響療法の一つ、「ＴＲＴ療法」を行っています。「ＴＲＴ」とは「Tinnitus Retrain Therapy」の略で、日本語に訳すと「耳鳴りへの順応療法」。つまり、ある音を効果的な方法で聞かせることによって、耳鳴りの音が気にならなくなるように順応させるという方法です。

耳鳴りに対する音響療法としては、もともと「マスカー療法」と呼ばれるものがありました。これは１９８０年代に盛んに行われた耳鳴り治療法で、「マスカー」と呼ばれる専用の装置から出る音で、耳鳴りそのものを遮蔽《しゃへい》（マスキング）してしまおうという治療法です。マスカーから出る音にさらされた後には、一定時間、耳鳴りが軽減するという効果が表れるそうです。その効果を期待して治療が行われた時期がありましたが、この治療法は時代とともに淘汰されてしまいました。

マスカー療法に取って代わり、現在に続いているのがＴＲＴ療法です。この治療法を考案したのは、米国の神経生理学者ジャストレボフ博士でした。彼はマスカー療法で改善する者もいれば改善しない者もいることから、患者をつぶさに調査し、

1．耳鳴りがマスカー音というノイズで完全に遮蔽（ノイズで耳鳴りを聞こえなくすること）ができていなくても改善する患者がいること。
2．医師と患者の信頼関係が築けると、それだけでも改善する患者がいること。
3．マスカー音以外の音を用いた場合の音響療法でも、改善するケースが少なくないこと。

といった特徴を洗い出し、耳鳴りを音で消すのではなく、環境音やノイズや音楽で耳鳴りを「ぼかす」治療法を思い立ったようです。マスカー療法の「耳に働きかける」という仮説の失敗への反省からでしょうか、耳鳴りの原因を「耳」ではなく、耳鳴りをつらいとか不安だととらえる「脳」の問題と考えたのです。

1980年代初頭の脳生理学では、扁桃体の役割はまったくと言ってよいほどわかっていませんでしたし、扁桃体を含むより大きな構造物である大脳辺縁系そのものの働きでさえ、定かではなかった時代です。ジャストレボフは、そのブラックボックスに耳鳴りの原因となるものが潜んでいるのではないかとする仮説を立て、心の不安を大脳で制御する耳鳴り治療法を提案しました。カウンセリングを通じてより強い自己を育て、音によって耳鳴りのつらさをぼかすという治療法でした。

ジャストレボフが提案したこのＴＲＴ療法における音治療の位置づけは、あくまでも耳鳴りへの不安や恐怖、あるいは気づきポイントをぼかすものでしかありません。耳鳴りの感覚的な大きさを、「ＴＣＩ」というノイズジェネレーターなどを用いて、順応させるものです。

考えてみれば、それまでの診療では、「耳鳴りは治りません」「もしかすると、脳の病気かもしれませんね」「ＭＲＩに写っていないから大丈夫だとは思いますが、まれに5年後に脳腫瘍が見つかることなどがあるので、様子を見ましょう」と、医者も無責任に言いたいことだけ伝えていました。治療法がないのをいいことに、「耳鳴りが治せたらノーベル賞ものですよ」と、無責任に自己弁護する医者も少なくありませんでした。実のところ、治療の手だてもないし、なにより適確なアドバイスも対処法も指導してあげられない。医者のプライドと無力感の相克《そうこく》、医者自身の不安を、そのまま患者にぶつけていただけかもしれません。

そんな無責任な医者に遭遇した患者さんは不幸です。医者の説明や対応を前に、不安100倍、恐怖1000倍といったところでしょう。耳鳴りの慢性化を生み出すいちばんの原因は、医師の無慈悲な言葉なのかもしれません。

ＴＲＴ療法の音治療には、環境音ＣＤ、音楽ＣＤ、ラジオの局間ノイズ、ＴＣＩなど、さまざまなものが使われています。ＴＣＩは携帯性の高いノイズジェネレーターで、ラジオの局間ノイズのような音を出す、耳鳴り治療専用の医療器機です。

２００４年、ＮＨＫの番組で、このＴＲＴ療法の名前が全国に紹介されました。実際のＴＲＴ療法では、さまざまな音源の中から患者さんに最適なものを選び、耳鳴りの程度や症状に応じて使い分けていたのですが、テレビという限られた時間の中で情報を提供せざるを得なかったことで、結果として、一般視聴者は「ＴＲＴ療法の専用治療器はＴＣＩ」だと受けとめてしまいました。私の耳鳴り外来へ来る患者さんも、ＴＣＩだけを求めるようになってしまったのです。当時は、全国どこの耳鳴り外来やＴＲＴ外来でも、同じような混雑と混乱が起こっていたようです。あろうことかそれに便乗して、カウンセリングもなしにＴＣＩだけ販売する不届きな輩《やから》まで現れ、大変な混乱となりました。

そんなとき、日本国内の公正取引委員会の基準変更により、一時的にＴＣＩの供給がストップしました。便乗組の不届きな輩は淘汰されました。ＴＣＩはその後、再びメーカーから供給されるようになりました。適度な冷却期間のおかげで、テレビ効果の狂騒は嘘のように静まり、耳鳴り専門外来の先生方も、本来のカウンセリング中心のＴＲＴ療法に戻れたのではないでしょうか。

バイクの音が奏でる1／fゆらぎ

ＴＣＩに替わるＴＲＴ療法用の音源を探し始めた私は、まず音楽療法で使われる音源に関心を向けました。抑うつ状態や入眠障害を訴える人に使われる音源や音楽なら、うつ病の薬が効果を上げるのと同じで、きっと耳鳴りにも効果があるだろうと考えたわけです。音楽療法の世界では、モーツァルト効果や1／fゆらぎに対する関心も造詣も深く、学会では様々な研究成果が発表されていました。

１９９5年頃、私は、東工大名誉教授で1／fゆらぎの大家でもある脳機能研究所の武者利光先生のところで、協力研究員としてお世話になっていました。脳と聴覚の関係について研究することが目的でしたが、当時の脳波解析をするコンピュータは、今と比べると非常に遅く、解析の待ち時間をいかに過ごすかが課題でした。

研究所内に山積みされていた本の中から、武者先生の『ゆらぎの世界』（講談社ブルーバックス）が目にとまりました。私は武者先生にお願いして、あらゆる音を1／fゆらぎ解析装置で調べさせていただきました。演奏者が違うと、同じ楽曲でも1／fゆらぎのパワースペクトルが違っていることや、私の愛車であるモトグッツイ・デイトナ１０００というバイクのエンジン音も、自分が心地良く運転しているときは、その音がきちんと1／fゆらぎになっていることがわかりました。

また、横浜のバイククラブを通じて親交のある大鼓《おおつづみ》奏者の大倉正之助《しょうのすけ》さんの大鼓のリズムにも、1／fゆらぎがあることがわかりました。特に、松明《たいまつ》の明かりの下で舞う「薪能《たきぎのう》」のときや、満月の夜に葉山《はやま》の長者ヶ崎《ちょうじゃがさき》の海岸で打つその響きには、ひときわ強いパワーを感じます。

人は自分が心地良く感じているときには、自身の心拍の鼓動や呼吸から1／fゆらぎを発しています。また、波の音や松明の明かりなど、自然が生み出す1／fゆらぎのリズムに無意識に同期して、演奏者自身が、より強い1／fゆらぎを生み出す力を秘めているのだと思います。ちなみに松明は、風によってその光の強度が変化します。ですから、風そのものが波同様の1／fゆらぎを持っているので、屋外のろうそくは1／fゆらぎを生み出すのです。

「中高年がバイク（特にハーレー）に乗ると、活力が出る人が多いんですよ」とおっしゃる生体工学の研究者もいます。ライダーは知らず知らずのうちに、バイクのアクセルを楽器を演奏するように操作して、1／fゆらぎを作り出しているのかもしれません。

しかし、すべてのエンジン音から1／fゆらぎが生み出されるわけではありませんし、誰でも1／fゆらぎでライディング・ハイを感じるというわけにはいきません。バイクや路面

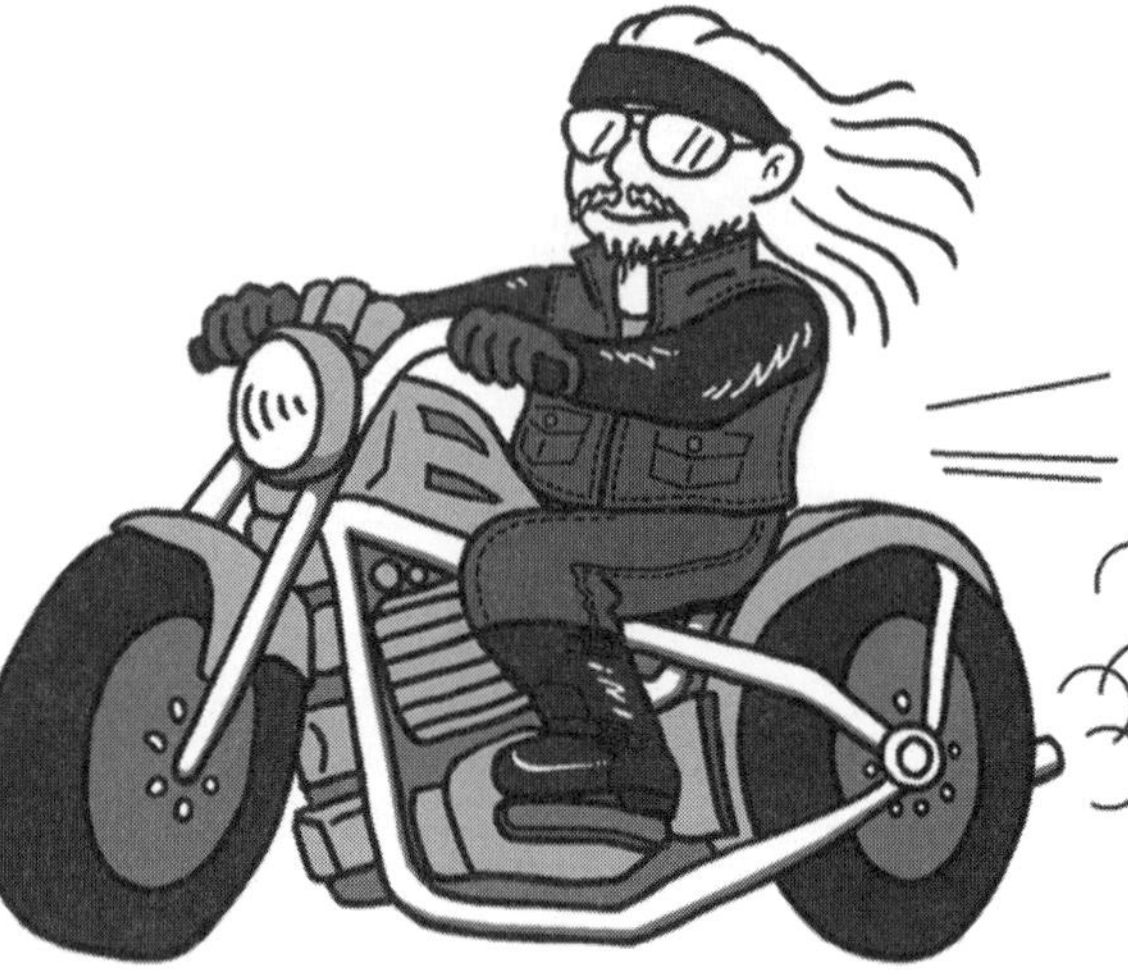

心地よいライディングが1/fゆらぎを生む

の働きかけに応えられる、ライダーの感性やテクニックなしには生まれないのです。

メェラーの理論と1／fゆらぎ

2006年、テキサス大学行動科学の教授・メェラーは、著書『脳の可塑性』（医歯薬出版・監訳／中川雅文、尾崎勇）の中で、新しい「耳鳴り・慢性疼痛・しびれなどの成因」のコンセプトを提唱しました。

脳が必要な情報の神経部分だけを太く強化していくことを、脳の「可塑性」と言いましたが、可塑性は一方で、原因不明のイライラや疲労感、頭重など、慢性的な不定愁訴《ふていしゅうそ》も生じさせます。それは、聴覚情報が一次聴覚皮質を通らずに直接、扁桃体へ行ってしまう「非古典的聴覚路」が、この可塑性によって生み出されるためですが、その原因として、扁桃体が重要な役割を担《にな》っているというのが彼の主張でした。

メェラーは、ジャストレボフがかつてブラックボックスとして扱っていた辺縁系を、ことに細かく調べ、構造物ごとにそれぞれ役割があることを明らかにしました。扁桃体でのネットワークエラーが起こす不定愁訴には耳鳴りも含まれていましたが、それはジャストレボフのTRT療法を否定するものではありません。ただ、メェラーの説は音楽療法を理解するうえで、とても貴重なメッセージではないかと私は思っています。

メェラーは、末梢からの聴覚がにぶくなる「感覚入力の不足」によって耳鳴りが起こるメカニズムを、その書の中で示したのです。「扁桃体への感覚入力が不足すると、休眠していた非古典的聴覚路が『脳の可塑性』によって拓《ひら》かれてしまい、不適切な認知が生じうる」とする彼の説は、超低周波の非可聴域音にある1／fゆらぎによって耳鳴りを改善する方法を考えていた私にとって、待ちに待っていたものでした。メェラーは耳鳴りや難聴を予防するためには、4800ヘルツ以上の周波数が充分含まれた音を、一日5時間以上聞き流すことが大切だと述べています。

武者先生の「1／fゆらぎ理論」や、メェラー教授の「脳の可塑性説」から、私は、『耳サプリメント』という音楽CDの開発を思い立ち、リリースしました。このCDを用いて行ったアンケート調査では、実に90％以上の人で、耳鳴りや不眠が改善されることが確認できました。その結果は、２００８年の日本聴覚医学会でも発表しました。今では、耳鳴りに悩む多くの患者さんからこのＣＤを用いた音楽療法が支持されています。

第六章　耳を知って、笑顔のある生活を

さまざまな世代で起こる耳鳴り

国民のおよそ17％が、一度は耳鳴りを経験していると言われています。しかも耳鳴りは、年齢に関係なく、さまざまな世代で起こり得ます。

私が診療している中でも、「補聴器」の外来の患者さんはお年寄りや子どもがほとんどなのですが、「耳鳴り」というと、本当に全部と言っていいくらい、さまざまな世代の方が来院します。そして、その原因も実にバラバラです。それを一人ひとり時間をかけてヒアリングし、必要な検査をして、「あなたはこのタイプの耳鳴りだからこの治療を……」と、その人その人に合わせて、時間をかけてカウンセリングをすることになります。

このような医療は、「キュア（cure）」ではなく「ケア（care）」に分類されるもので、耳鼻咽喉科の場合だと、耳鳴り以外では、補聴器やめまい、喉の不定愁訴などで行われています。時間も手間もかかる割に、公的医療保険上の診療報酬は労力に見合うほど担保されていないため、耳鼻咽喉科医の多くは関心が薄く、特に「耳鳴り」を積極的に取り扱うドクターはその数がとても少ないのです。

この章では耳鳴り・難聴の「ケア」についても、もう少し詳しく触れていきたいと思います。

10代の新体操選手の耳鳴り

私のところへ来た若い耳鳴りの患者さんで、こんな方がいました。年は10代後半、オリンピック代表クラスの新体操選手だった女性です。急に耳が聞こえなくなり、耳鳴りがするようになったということで検査をすると、両耳とも20デシベル未満と正常でしたが、詳しく診てみると、誤差範囲とも取れるような、わずかな低音部の難聴が認められました。問診すると、ダンスの動きがどうもうまくいかないと言います。代表クラスの選手ですから音感や平衡感覚に対する要求は、普通の患者さんが求めているレベルではないことが容易に想像できます。

まず疑ったのは、ごく初期の、本当にわずかだけ低音部が障害されるメニエール病でした。新体操選手ゆえに、微細な変化さえ敏感に感じているのではないかと考えたのです。しかし、その処方では何も効果がないばかりか、さらに症状が悪化してしまいました。本番の日が迫る中、彼女の表情はこわばり、抑うつ気味のようにも見えてきました。

「耳鳴りがひどくなり、ますます音が聞こえなくなった」「新体操の練習のときの音楽と、指導してくれる監督の声がうまく聞きとれない」「バトンを落としてしまう」と訴えるのです。その時には、すでにチームの中で踊ることもできないほどの状況でした。

何度か通院してもらっているうちに、「前の曲ならうまく踊れるんです」という言葉を彼女から引き出すことができました。メニエール病を疑っていた私は、このひと言で治療の方向性を変えました。

(私)「問題の新しい曲になったとき、最初はどうでしたか?」

(彼女)「最初は大丈夫でしたが、ある時うまく踊れない日があって、そのときから……」

耳鳴り診療の原点に帰り、根気強く問診を重ねることにしました。そして、長期間のカウンセリングを通じてわかったことは……。

「オリンピック直前の曲変更でした。おまけに、その曲とは相性があまり良くなかったようで、曲が変わった直後は、リズムがしっくりこなくて、うっかりバトンを落としてしまったんです。その時、監督から『何をやっているんだ! そんなことではメダルはおろか、入賞も無理だぞ!』と言われて真っ白になってしまいました。それからはチームに戻っても上手く踊れず、焦り始めていたかもしれません。特に、踊っている最中に監督の指導の声が聞こえてくると、とたんにリズムは取れなくなるし、バトンを落としてしまうようになってしまい……。それ以降、自信がなくなり、今は練習も休んでいます」

ある種のPTSDです。問題は耳ではなく、ストレスにあったわけです。早速、監督にも一緒に来てもらい、きっかけとなっただろうと思われるときの話を聞きました。監督もしっかりと、その時のことを記憶していました。そこで私は、「曲だけかけて自由に踊らせて、一度でいいから、彼女に振りつけのアレンジを許してあげてはどうか」という提案をしたのです。

その後、合宿所が移動し、当院へ彼女が再診に訪れることはありませんでしたが、後日私は、彼女がスタメンとして舞台に立って、見事な成績を収める姿をテレビで観ることができました。晴れ晴れとした彼女の笑顔を見て、ほっと胸をなで下ろしたのを覚えています。

初孫の世話で耳鳴りが治った？

数年来のしつこい耳鳴りを主訴に私のところにいらした男性は、ちょうど会社をリタイアされたばかりの55歳でした。数年前から糖尿病を患《わずら》っていて、それに伴う動脈硬化や高血圧といった症状も出ていましたが、あまり治療には真剣に取り組んでいなかったようでした。

内科医の管理の下に、治療薬を飲んで食事療法もしているはずなのに、ヘモグロビンＡ１Ｃは６・８％と高値でした。耳鳴りのつらさを調べるスコアでも１００点満点中の68点で、耳鳴りによる生活上のハンディキャップも非常に強く出ている状態でした。

私は検査結果から、静寂を避けること、音楽療法を取り入れることや、生活習慣や運動を見直すことを指導し、栄養士さんと一緒に介入していこうとしていました。しかしあるときからその患者さんはぱたりと来なくなり、治療が中断する状態が続きました。どうしたのかなあと心配していた矢先、半年ほどのブランクの後、当院を再び受診されたのです。

「先生！　ヘモグロビンA1Cが5・7％になりました。おまけに耳鳴りもぴたりと止まりました」

耳鳴りのつらさを調べるスコアは、44ポイント以上も改善していました。治療もしていないのに、なぜこんなに良くなったのだろうといろいろ話を聞いてみると、意外な事実が明らかになってきました。3世代住宅に居を構え、悠々自適で自分の人生を謳歌《おうか》するつもりでいたところ、不景気で息子さんの仕事もうまくいかなくなり、お嫁さんもパートに出るようになったというのです。その結果、3歳の孫の世話をこの方がひとりで引き受けることになったのだそうです。

活発でおしゃべりな男のお孫さんの相手をしているうちに、孫との会話、孫との公園での遊びと、耳も体もくたくたになる毎日が、この6ヵ月だったというのです。医者にも行けず、心配して久しぶりに受診したら、糖尿病はすっかり落ち着いているし、指摘されるまで耳鳴りがなくなっていたことにも気がついていなかったというのです。

不景気のおかげで耳鳴りが治った？　耳鳴りの治療は本当に一筋縄ではいきません。

気づきにくい軽度、軽中度難聴

耳鳴りを訴えて受診された難聴の患者さんに、聴力検査の結果を見せながら、「難聴ですね」と説明すると、決まって「耳鳴りのせいで聞こえにくいだけです。難聴では困っていません。耳鳴りを治してください」と返されます。難聴による感覚入力の不足で生じた脳のエラーが耳鳴りの原因なのに、その因果関係はなかなか理解してもらえません。

軽度から軽中度難聴の方は、周りに雑音がない静かなところで、相手の顔を見て話すことは、問題なくできます。ですから、診療室で私と顔を合わせて話す分には、聞き取りの支障を自覚することはないのです。ところがこのレベルの難聴でも、隣の部屋からちょっと声を掛けられたときや、後ろから不意に声を掛けられたときには、気づくことができません。

周囲の人からしてみれば、声を掛けても返事しないのですから問題です。聴覚によって音声情報が受信できるということの一番の価値は、距離があって顔が見えなくても会話が通じるとか、相手の姿が見えなくても話せるとか、視覚を活用しなくてもコミュニケーションを成立させられることです。職場で、遠くから「お〜い、○○くん！」と呼んだら、すぐに「はい」と返事してくれる、そのことが大事なのです。そばまで行って、肩を叩いたりしなくていい、そんなところに聴覚コミュニケーションの価値があるのです。

難聴になってくると視覚優位になり、聴覚キューが後回しになります。手話や手旗ができなければ、視覚だけでのコミュニケーションは成立しませんし、そのためには相手にじっとこちらを見てもらっている必要があります。一方、音声はそれ自体が能動的で明確な合図ですから、音を出すだけで相手の注意を引くことができます。

私は医学部の学生の実習の時には、目の前にいる軽度難聴の患者さんの機敏な反応にだまされて「この人は難聴ではなさそうだ」と早合点してはいけないということや、人は口の動きからも言葉の情報を読み取っているので、面と向かってコミュニケーションができるから難聴がないと思い込んではいけない、という話をします。

40歳を過ぎれば、だいたいの人は難聴が始まっています。「ヒソヒソ話や小さな声に反応できない」「時々聞き返すことがある」。そのような人は、もう難聴が始まっています。50代、60代と、症状は顕在化してきます。音楽の仕事や、英語などの外国語を頻用する仕事をしている方は、そうでない人よりも聞こえの衰えに敏感ですが、大多数の人はその変化や支障に気づかないままです。

その人が社会的にも非常に高い地位にあったり、経済活動のうえで重要な仕事を担っていたりしたらどうでしょうか。数字や人の名前の聞き間違いだけで大きな損失を被《こうむ》るかもしれません。シニア世代が現役時代同様にアクティブに活躍するためにも、ぜひ補聴器で聞こえをパワーアップさせてください。今まで以上の社会的地位や立場を獲得し、維持するためには必須のツールです。実際、米国のマーケット調査会社の資料によると、補聴器を活用しているシニアと使っていないシニアでは、明らかな所得差があるというデータもあるのです。

補聴器の歴史の中で興味深いものに、中世ヨーロッパに見られる「王様の椅子」というのがあります。王様の椅子のそでのところには、ラッパのような形の集音管が入っていて、王冠までチューブでつながっています。これは、そでの手前のところで音を拾って、それを耳もとまで通じるようにした仕掛けです。王様に皆の声がよく聞こえるようにした、王様専用の補聴器です。王様は権力の象徴の椅子に座ることを好んだのではなく、その地位を維持するために、部下の声を聞き漏らさないよう、専用の椅子を好んだのです。そんなことからも権力と聴力の関係は見えてきます。

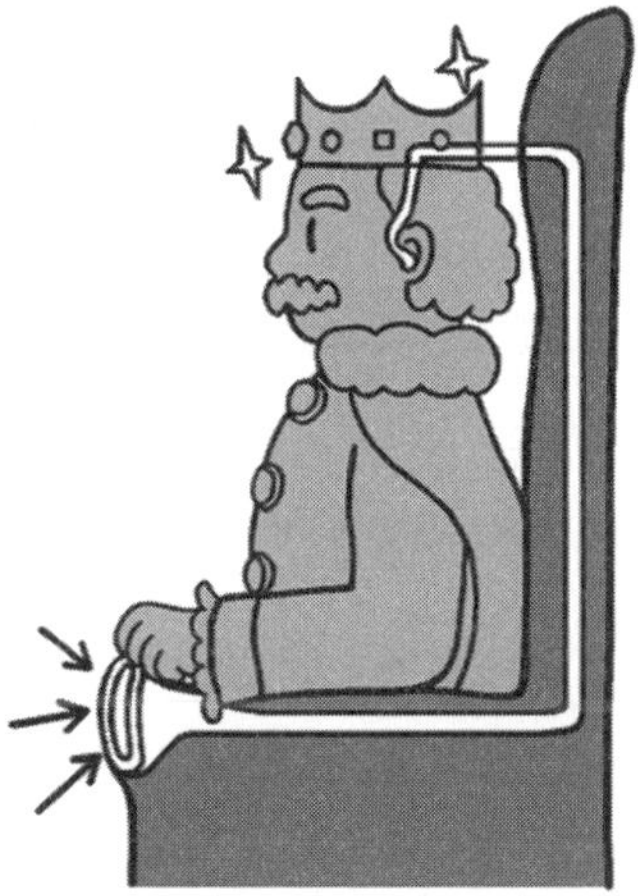

集音管入りの「王様の椅子」

コミュニケーションの楽しさ

将来的には遺伝子注入や、再生医学で改善できる難聴も増えるでしょうが、いくら有毛細胞が再生しても、音が聞こえるようになるだけで、すぐさま言葉を理解できるようになるわけではありません。われわれが聴覚と呼んでいる耳の機能には、耳で受けとめる部分と、脳で理解する部分があるからです。

どんなに健康な耳で生まれても、森の中でオオカミの言葉で育てられてしまったら、人間の言葉を話せるようにはなりません。それは、子どもが口の形を見て、音を聞いて、視覚と聴覚を統合しながら自然に言語を覚えることができるのは、3歳までだからです。森では耳は周囲に外敵がいないか常にモニタリングしているでしょうから、ヒトの赤ちゃんのような視聴覚統合による言語獲得に至ることは、ままならないでしょう。

プロソディー（韻律）や、言語の持つ情意的な音調（ピッチ）の変化の理解は、胎児期から6歳くらいまでに完成し、3歳から6歳にかけては、母語の文法体系を体得していきます。同時に、言葉の持つ微妙な抑揚や、そこに含まれるニュアンスも、この時期に学習していきます。ここがおろそかになると、たとえば日本人なら日本人としての情意的な振る舞いや言葉遣いが、うまく完成していかなくなります。ですから先天性難聴の幼児は、できるだけ早く人工内耳の手術をしたほうがいいわけです。

軽い難聴だからと安心はできません。軽くても難聴があると、小さくて弱い音は聞き取れません。語尾のニュアンスがわからなくなったり、言葉がとぎれとぎれに聞こえたりと、アップテンポな言葉のキャッチボールが難しくなるのです。そういった、双方でのわずかなコミュニケーションエラーの積み重ねから、お互いの関係がギクシャクしてくることもあるのです。軽度難聴だからといってそのままにしておくことは、デメリットがあるばかりです。

聞こえない人の振る舞いを周囲の人は、時に難聴とは関係なさそうな言葉で表現することがあります。「頑固」だったり、「凝り固まってる」とか言われてしまうようになったら要注意です。聞こえないから表情が硬い、聞こえないから話が堂々巡りになってしまうといったことはよくあることです。

定年間近のお父さんの「そんな言い方じゃわからん！」といったセリフも、難聴の始まりかもしれません。周りも難聴気味であることに気づかず、「あの人は頑固だから」とか、「年をとったからだろう」ということで、さらなるコミュニケーションをあきらめてしまっているようでは最悪です。生活そのものが、音の不足した状況になってしまうからです。補聴器を使えばそんな問題は容易に解決できますし、何より補聴器によるTRT効果で、耳鳴りがすっかり改善してしまうケースだってあるのです。

補聴器外来で、試聴用補聴器を貸し出ししてあげるからと説得しても、昔の補聴器のイメージが強いのか、「目立つ、年寄り臭い、うるさいだけで聞こえない」とかいった先入観を捨てられない方も少なくありません。「かっこ悪い」「目立つから嫌だ」と、とにかく初めて補聴器をつける人ほどネガティブなイメージが強いようです。

しかし実際の補聴器は、小型で目立たず、装着感も良好です。患者さんの多くは、ただただ自分の難聴という現実を受け入れられず、それゆえにいろいろ言い訳を考えて、「老人の目印」とでもいったイメージの補聴器から逃れようとしているだけかもしれません。

こういった初期の抵抗には、どうしても難渋しますが、ひとたび補聴器の利便性を理解すると、ほとんどの方が両耳の補聴器装用を始めていきます。耳鳴りの訴えも驚くほど改善していきますし、何より、人とのコミュニケーションの楽しさを取り戻された方の笑顔は、筆舌に尽くしがたいものがあります。「難聴の早期発見、補聴器の早期装用」は、聴覚の廃用を回避するための最善の処方せんです。

補聴器で回復する聞き取り能力

いずれにしても難聴になると、そういった細かいニュアンスの部分の情報を処理する能力が弱くなってくることが、まず問題です。そしてもう一つの問題が、耳から新しい言葉を学習する力も弱まってしまうことが挙げられます。

不思議なことですが、難聴になった人が補聴器を毎日5時間以上装用し、音読や朗読に精を出してもらうと、半年ほどで言葉を聞き取る力も上がってくるという現象が、しばしば見受けられます。もちろん、純音聴力検査で得られる、何デシベルといった数値で表示される聞こえの状態が改善するのではありません。

耳そのものは変わらないのですが、意味のある単語を聞き取る力が改善してくるのです。これは、補聴器によって正しい音入力が回復し、脳の中の錆び付いていた言葉の引き出しが再び刺激を受け、活用できるようになり、滑《なめ》らかに言葉を思い出す力が再び呼び起こされた結果、生じたものです。私のところにいる言語聴覚士が学会で発表したデータによると、最も改善した人は、単語理解度で40ポイントも上昇したというのですから驚きです。

難聴になると、50音のカテゴリーが30や20くらいになって、言葉尻が曖昧《あいまい》になります。それに伴い、判別できる単語も減ってきます。使われない記憶は弱まったり（減衰）、他の言葉と混同されたり（水準化）、別なニュアンスになったり（強調化）と変容します。時間が経つと、頭の中にあった言葉の引き出しもぼやけて、すでに学習していた言葉にも新しいエラー信号が混ざってレベルが落ちていく、いわゆる「学習障害」が起こってきます。

補聴器によって、耳から歪みのないメリハリのある音情報が高次脳に入力されます。補聴器によって言葉にメリハリがつき、充分な量の刺激が再び脳に入力されると、脳はまた活動性を取りもどし、直感力が高まります。時には、補聴器を外した状態であっても、断片的にしか聞こえていない音情報だけから、本来の意味を推察することができるまでに、脳が再活性化されるのです。

難聴の症状も人それぞれ

聴力の基準は、だいたい35デシベル、45デシベル、60デシベル、70デシベルあたりで分けられます。35デシベルが聞こえなくなってくると、だんだんヒソヒソ話も難しくなってきます。それが45デシベルになると、隣の部屋から呼ばれたり、姿が見えない人から声をかけられたときに困るレベルになります。60デシベルまでは目の前で話す分には大丈夫です。70デシベルでは耳元で話しかけてもらわないとわからない、かなり重度の状態です。

その中で言うと、今日本で補聴器を着けているのは、55デシベルより重いレベルの人たちです。ところがヨーロッパの人たちは、30〜35デシベルでもすぐに補聴器を着けるのです。難聴になってくると多くの人は高い音から聞きとりづらくなってくるので、高い周波数で話す英語特有の「sh」や「th」の音が、早くから聞こえなくなってくるからでしょう。

英語の辞書を見ればわかるように、英語には「s」や「t」を使う単語が大量にあります。欧米の人たちは、その部分が聞こえないと非常に困るわけです。日本人の場合も、比較的高い周波数を持つ「ひ」と「し」の違いなどが非常に曖昧になってきて、「しぶや」と「ひびや」の違いがわからなくなってくる、なんて話もありました。

また、難聴のいちばん大きな問題に、「途切れる」ということがあります。音には大きい

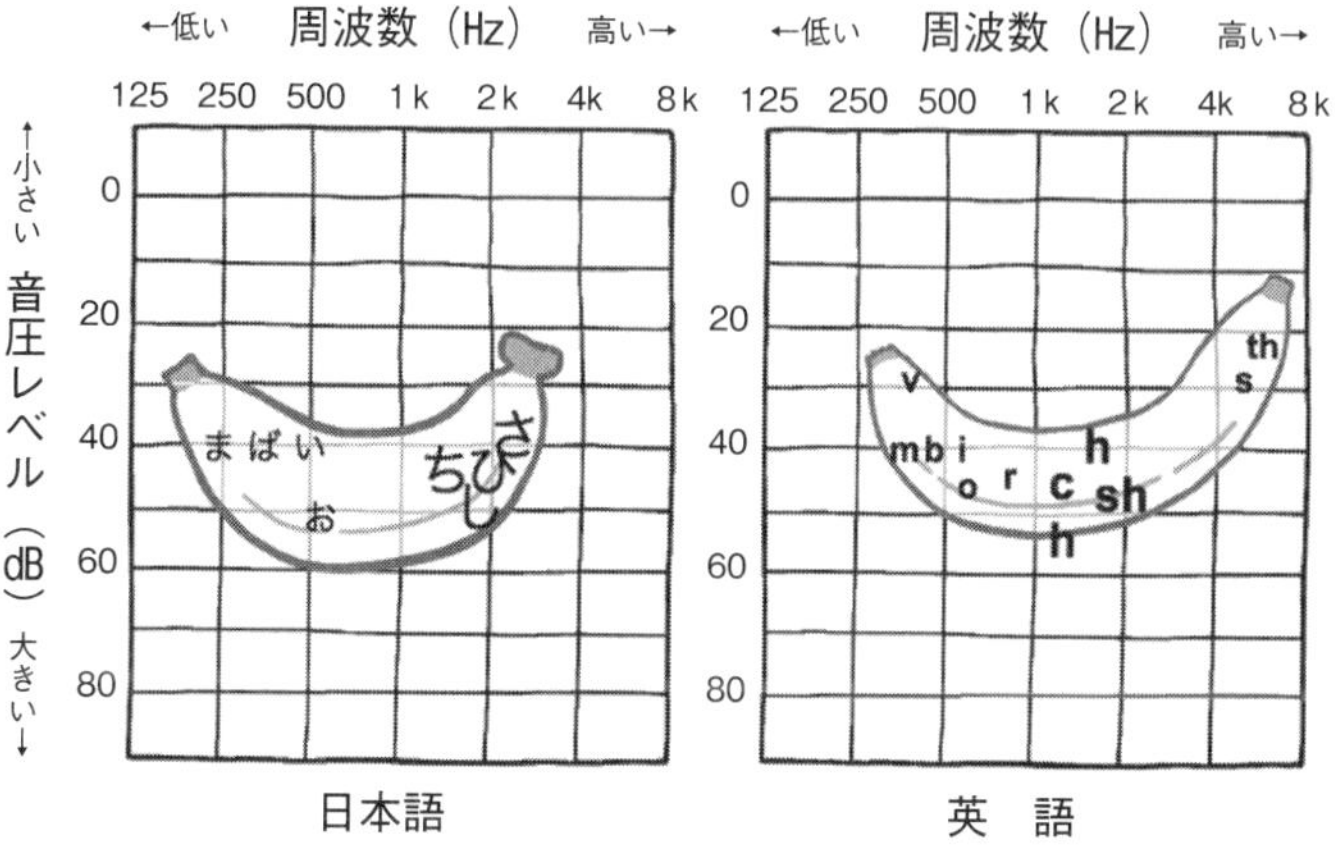

スピーチバナナ　日本語vs.英語

音と小さい音があります。全体的に難聴が進んでくると、小さい部分の言葉のうねりがうまく聞きとれなくなって、そこで途切れたように聞こえてしまうのです。人間の脳には、音が途切れるとその途切れたところで意味を区切ってしまうという性質があるので、脳はそこで文章が終わったと錯覚してしまいます。断続的に音が聞こえると、言葉のリズムがおかしくなって、こんなこともわからないかと思うくらい理解が難しくなるのです。

たとえば相手が、「今日は面白かった」と言ったとき、難聴の人は特に聞こえにくい「っ」の部分が途切れて、「今日は面白か〈　〉た」と、〈　〉の部分が聞こえない状態になります。そのときに、「今日は面白かった」といい意味で解釈するのか、「今日は面白くなかった」というふうに聞こえてしまうか、それはその人の心情にもよりますよね。そこでわざわざ聞き返さなければ、その人は誤解したままになってしまうわけです。

実際に音が聞こえていなくても、連続して聞こえていたように脳が理解することがあります。それは「音韻修復」という現象で、多少聞き取れなくても、脳が想像して修正をかけるというものです。うるさいところで部分的に声が聞こえているときも、脳はそこにずっと音があるという前提で理解しようとするので、理解力が高まるわけです。

ふだん音が途切れて聞こえている難聴者は、この脳の働きがあるおかげで、少し雑音があるところでのほうが想像力が働き、聞きとりやすくなるという現象が起きます。ただしこれは、自分の言語記憶をベースに予測するので、知っている言語に限ってのことです。また、途切れる瞬間があるということは、内耳の音を伝える機能が弱まっているということですから、途切れている間に、また、耳鳴りの原因となる生体雑音なども聞こえやすくなってきます。

難聴者に対して、知識のない人はただ大きな声で話しかけようとします。しかし実際は、ただ単に小さな音が聞こえないのではなく、その聞こえ方もさまざまなのです。多くの人は高い音から聞こえなくなりますが、そうではない人もいます。人によっては扁桃体が過敏になっているので、大きな音が非常にうるさいと感じてしまう人もいるのです。そんな人に大声をかければびっくりしてしまいますし、聞き違いによる誤解が重なっていけば、それは人間関係にも影響してきます。

ご自身が難聴の方も、まわりに難聴者がいる方も、お互いに思いやりをもって接し合うことは、日々のコミュニケーションを円滑にするうえでも、とても大切です。

補聴器もアナログからデジタルに

さまざまわかってきた難聴の症状に対応して、補聴器も飛躍的に発達しています。補聴器も普通のオーディオ機器に少しだけ遅れて、90年代の後半から一気にアナログからデジタルに変わりました。ところが、そこを新たに学べていない耳鼻咽喉科医は意外と多く、デジタルの信号処理の話などに関して、まったく理解できていないような医師はまだまだたくさんいます。

今の新しい補聴器は、デジタルで信号を処理するようになりました。難聴になると小さい音が聞きとれなくなるだけではなく、大きい音も音割れして、ちょうどよく聞きとれる幅が非常に狭くなってきます。そうなると、その幅の中にイントネーションが入らなければ、その言葉の抑揚は聞きとれません。しかし、それを全部聞こえる幅に圧縮すると、音は歪んでしまうわけです。

アナログの補聴器は単純に全周波数をそのまま全部一緒に圧縮していたのですが、デジタルになってからは、音色が自然になるような機能が出てきました。そのことによって、補聴器で聞く音も、非常に穏やかなうねりが出せるようになってきたのです。

ただ、その調整はとても難しいので、うまくいっていない部分もあります。「イントネーションや抑揚がうまくいかない」と言う人がいたり、「昔ながらの補聴器のほうが、うるさいけど表現力がある」と言う人もいます。一方で、「デジタルの補聴器にしたら、音が非常に正確で歯切れよく聞こえて、仕事に役立つ」と言う人もいます。それぞれの用途や症状に合わせて最適なものを選んでいくことが大切です。患者さんに最適な補聴器をアドバイスできる補聴器相談医のところに、ぜひとも足を運んでください。

片耳で聞くということ

片耳では、騒音下での聞き取りが非常に困難になります。これは「雑音下での両耳スケルチ」と呼ばれる、耳の雑音キャンセル機能が発揮されないことで生じます。補聴器を片耳だけにしかつけない場合にも、これと同じ状況が生じます。騒がしいところでも苦労なく聞き取るためには、最初は慣れるのが大変かもしれませんが、両耳に補聴器をつけることが大切になってきます。

現在、ほとんどの補聴器に、音声の抑揚と雑音の特性とをコンピュータが瞬時に判断し、騒音だけを抑え込んで聞き取りやすくする機能が備わっています。最新の補聴器は、それ以外にも、高次脳機能をさらにパワーアップさせてくれる補助的な機能も備えるようになってきました。指向性と呼ばれる機能がそれです。補聴器に2つのマイクを搭載して、音の位相《いそう》差《さ》から音源を判断し、その音源にフォーカスを当てるタイプのものや、実環境騒音に応じて、コンピュータが必要な音だけにフォーカスを当てるものなどがそれです。

しかし、もともと人間の耳には、同じ情報が左右から2つ来たときは、その音が正面から来ているという情報を脳へ流し、必要なほうを選択していく注意力がありますから、高価な補聴器を片耳だけに着けるよりも、廉価な補聴器を両耳に着けるほうが、ずっと聞き取りやすくなることがほとんどです。

また、両耳が聞こえることで、騒音下での聞きとり能力は大きく変わってきます。両耳なら雑音と聞きたい音の差が8デシベルあれば聞こえますが、片耳だと20デシベル以上の差があってもなかなかうまく聞き取れません。そういった意味でも、やはり補聴器は両耳につけることが望ましいのです。

ただし、今の日本の福祉医療制度では補聴器の両耳装用は認めてくれません。欧米での常識は、日本ではまだまだ認められないのです。さらに「両耳で聞かなくても大丈夫だ」と考えている先生は少なくありません。法整備が進むのはまだまだ先の話でしょう。

片耳で聞いている人は、何かに対する注意というのが非常に弱くなります。何かの中からパッと拾い出す力が、とても弱いのです。聞こえない耳と聞こえる耳がある場合、聞こえない側の音は、聞こえる側まで回ってきて、聞こえる耳に入ります。その分、音は減衰しますから、方向感覚はなくなります。つまり、音が持っている立体感がなくなるのです。

離れたところから呼び止められたときや、車がクラクションを鳴らしたようなときにも、とっさにその音がどこから聞こえるかを判断することが、片耳ではとても困難になります。それは、危険を察知するという人間本来の機能を維持するためにも必要なことで、そのような意味からも、補聴器の両耳装用の必要性が言われています。

英語学習のための補聴器

音に関しての研究で、1／fゆらぎを活用したCDの他に、もうひとつ、私がとり組んでいることがあります。それは語学学習のための補聴器の活用です。

先に、人は生まれてすぐに、自分の母語に特化した言葉のカテゴリーを作るという話をしました。日本語の中で生まれ育てば、日本語の50音を覚えて、その50音のかたまり以外の音は、雑音と同じように注意を払わない音になってしまいます。「雑音」として注意を払わなくなったので、われわれは「This is a pen」の「ｔｈ」とか、「ｓｈ」のような音が、明瞭に聞こえないわけです。英語学習では、よく先生が自分の口を見せながら一生懸命教えていますが、それでもやっぱり聞き取れないということがあります。それはもう、耳が最初からその音に対して閉じていて、聞いていないからなのです。

私は、それなら語学学習のとき、その聞こえないところにコントラストがつくように聞かせてあげたらどうかと考えました。もともと無視するクセがついているところに、逆にメリハリをつけてやれば、そこに注意がいくようになるかもしれないと考えたのです。

聞き取りにくい英語の発音に、補聴器でメリハリをつける。これは、ただボリュームを上げるというのではなく、学びたい言語の周波数の特徴や、学習者の耳の特性を考慮して調整された装置を装用して学習させるというコンセプトです。まだまだ実験段階の話で、詳しくはご紹介できませんが、協力をいただいている語学教室で、多くの生徒さんに好評であるとのお話を伺っています。英語を聞くための補聴器、補装具ではなく、人の能力をエンパワーする「ヒアリング・デバイス」としての活用です。21世紀の補聴器のありようは、これから大きく変わることでしょう。

人工内耳という選択

万能のようにも思える補聴器ですが、難聴が進めば、それだけでは対応できない場合もあります。そういった場合は人工内耳が適用されます。日本で臨床的に普及してきたのは20年ほど前からで、器機の進歩とともに今では積極的に手術を行うようになりました。

人工内耳は、有毛細胞の先にある聴神経の終末である、らせん神経を電気的に直接刺激する方法です。つまり、鼓膜や有毛細胞に関係なく、音を知覚することができます。圧縮や増幅をする複雑な経路を通らずに、必要な電気信号を直に送るので、補聴器に比べると圧倒的にプロソディー（韻律）情報の伝達という点で優れています。

初期の人工内耳は、2チャンネルしか電極が入っておらず、モールス信号のような情報しか脳に送ることができませんでした。しかし、飛躍的に進化し、現在では32チャンネルや64チャンネルといった、より豊かな音の情報を脳に伝えることができます。言葉の明瞭度は高まり、今までと比べると驚くほどの情報が伝達でき、初期には難しかった音楽の聞き取りも、充分に楽しめるようになりました。

難聴になると内耳の働きが弱まり、小さな音が聞こえないばかりか、大きな音も響いたり歪んだりして聞き取りにくくなります。難聴が進めば、少なくとも同音異義語などは理解することが難しくなってきます。そういった問題は、補聴器の小さな音を大きくしたり、大きな音を大きくしすぎないようにする機能で、ある程度は解決できますが、難聴が進むと、そういうわけにもいかなくなります。

人工内耳は、そんな問題を解決する手段のひとつです。音を電気的に最適化することが可能だからです。高度難聴、重度難聴の人にとっては、かなりのメリットがあるでしょう。また人工内耳でも聴力の獲得が難しい患者さんも、脳に直接電極を入れる「脳幹（のうかん）インプラント」という方法で解決できる、そんな道筋も見えてきました。医学の進歩によって近い将来、難聴という問題は解決されてしまうかもしれません。

ニュースを読む速度の変化

現代は情報化社会だと言われますが、音の世界でも、情報はますますめまぐるしく飛び交っているようです。少し古いデータですが、1999年に出た『月刊言語』（Vol・28）の中に、最上勝也（もがみしょうや）先生の「ニュース報道の読みの速さとその計測法」という記事がありました。

そのデータによると、NHKの名アナウンサーだった今福祝（いまふくしゅく）さんが1968年のニュースで話していた速度は、1分間あたり318文字。1974年に始まったNHK夜の『ニュースセンター9時』の第一回あいさつで、当時アナウンサーだった磯村尚徳《ひさのり》さんが話した速度が304文字でした。1970年前後で平均を取ると、だいたい300文字前後となります。それが1980年代になってくると、森本毅郎《たけろう》さんがNHKの『ニュースワイド』で401文字、同番組で桜井洋子さんが420文字と、年代を追うごとに伸びていくのがわかります。

1990年代に入ると、久米宏さんが登場しました。テレビ朝日で人気を博していた『ニュースステーション』の要約ニュースでは、1分間に500文字や561文字という、非常に速いスピードが記録され、平均もぐっと上がって、1999年頃は平均が400文字前後となっています。その量は、約30年で25%ほどアップしたということになるようです。

これは、早口が聞き取れない難聴者にとっては、憂うべき事態です。しかし最近になって、テレビで話されていることが文字となって、画面にテロップが盛んに出るようになったことは、年々難聴になる年齢が下がってきている昨今、自然発生的なことなのかもしれません。目と耳両方の感覚で言葉を受けると、知覚する力は倍増します。視聴者によりわかりやすく、より面白くしようとした、テレビ界の努力の結果なのでしょう。

しかし、若い世代に混ざって人生をエンジョイしたい自称アクティブシニアの方は、そんな説明では納得してくれないでしょうから、ひとつだけ脳活性化の秘訣を教えましょう。

脳の情報処理は、脳内ネットワークに依存していて、よく使う刺激に対する神経回路ほど、その神経線維の束が太くなります。これは学習頻度に依存する変化で、年齢に関係なく学習で強化されるものです。その神経は太いほど、その回路が速く情報を処理してくれます。つまり、聞き取り力アップの秘訣は、語彙力《ごいりょく》アップのための反復学習が大切です。中高年の方は、ぜひとも補聴器を使ってピュアな音で学習されることをお薦めします。そういった工夫こそが、豊かなアクティブシニアライフの秘訣なのです。

最後になりますが、我々は耳と脳による聴覚コミュニケーションが豊に機能することで初めて、家族や友人と響き合い、音楽や自然を素直に受け止め楽しむことができます。豊かな感性や精神の源は、まぎれもなく耳から入っているのですから。

耳鳴りや難聴の元凶ともいえる生活習慣という問題は、われわれ一人一人のライフスタイルへのちょっとした気遣いで解決可能ですし、もうひとつの問題である環境騒音も、一見個人のレベルではどうしようもないように思える問題ですが、たとえば皆がアイドリングストップするだけで交差点の騒音が激減するように、一人一人の問題意識とその取り組みで変えていくことは不可能ではありません。皆で連携し社会にコミットしていくことで変わっていくことは充分可能なのです。

「脱耳メタボ」なライフスタイル、騒音のない「1／fゆらぎ」にあふれた都市環境の創造。読者の皆さんが本書を通じて得た「耳と脳によい、豊かなコミュニケーションにあふれた生活や、ストレスの少ない社会を実現するための知識」をぜひ今日から活用し、実践してみてください。

一人でも多くの方が、難聴や耳鳴りに煩《わずら》わされない豊かな人生を末永く送られることを願ってやみません。

専門的イメージをわかりやすいイラストに仕上げてくれたイラストレーターのＳｈａｋａさん、いつも貴重な意見や有益な情報を提供してくださるＮＨＫ放送技術研究所の小森智康さん、そして遅筆の私をいつもあたたかく見守り応援してくださった編集者の岩崎卓也さん、木村圭一さん、そして中西未紀さんに深謝します。

●耳サプリメントＣＤ取り扱いサイト
㈱ＳＲＪ　http://www.sokunousokudoku.net/others/mimisupli.html

イラスト／Shaka

中川雅文

1960年、徳島県に生まれる。国際医療福祉大学病院教授。1986年、順天堂大学医学部卒業。医学博士。日本耳鼻咽喉科学会認定専門医。日本臨床神経生理学会認定医（脳波）、補聴器適合判定医などのサブスペシャリティを持つ。聴覚神経生理学を専門とし、難聴・耳鳴り・補聴器・耳の手術（鼓室形成術、あぶみ骨手術）の臨床を行う。米国イリノイ大学コンピュータサイエンス学部客員研究員、（株）脳機能研究所協力研究員、私学事業団東京臨海病院部長（順天堂大学客員准教授）、みつわ台総合病院副院長などを経て現職。NHK「ためしてガッテン」で、2004年「まさか私が耳鳴り難聴の恐怖!」、2008年「急増! 新型難聴の恐怖」にスタジオ出演。著書に『耳がよく聞こえる! ようになる本　自分で聴力を回復する正しい方法』（河出書房新社）、『耳トレ! こちら難聴・耳鳴り外来です。』（エクスナレッジ）、『耳と脳　臨床聴覚コミュニケーション学試論』（医歯薬出版）、訳書に『補聴器ハンドブック』『脳の可塑性』（以上、医歯薬出版）がある。

講談社＋α新書《プラスアルファ》　483-1 B

「耳《みみ》の不調《ふちょう》」が脳《のう》までダメにする

中川雅文《なかがわまさふみ》 ©Masafumi Nakagawa 2009

2009年9月20日第1刷発行
2016年3月 1 日第7刷発行

発行者――鈴木 哲
発行所――株式会社 講談社
東京都文京区音羽2-12-21 〒112-8001
電話 編集(03)5395-3522
販売(03)5395-4415
業務(03)5395-3615

デザイン――鈴木成一デザイン室
カバー印刷――共同印刷株式会社
印刷――豊国印刷株式会社
製本――牧製本印刷株式会社
本文データ制作――講談社デジタル製作部

定価はカバーに表示してあります。

落丁本・乱丁本は購入書店名を明記のうえ、小社業務あてにお送りください。

送料は小社負担にてお取り替えします。

なお、この本の内容についてのお問い合わせは第一事業局企画部「＋α新書」あてにお願いいたします。


ISBN978-4-06-272608-5